AF558221

Wütend, traurig und gereizt

Ratgeber Kinder- und Jugendpsychotherapie
Band 22

Wütend, traurig und gereizt

Dr. Dörte Grasmann, Prof. Dr. Tanja Legenbauer, Prof. Dr. Dr. Martin Holtmann

Herausgeber der Reihe:

Prof. Dr. Manfred Döpfner, Prof. Dr. Dr. Martin Holtmann,
Prof. Dr. Franz Petermann

Begründer der Reihe:

Manfred Döpfner, Gerd Lehmkuhl, Franz Petermann

Dörte Grasmann
Tanja Legenbauer
Martin Holtmann

Wütend, traurig und gereizt

Informationen zur Emotionsregulation für Betroffene, Eltern, Lehrer und Erzieher

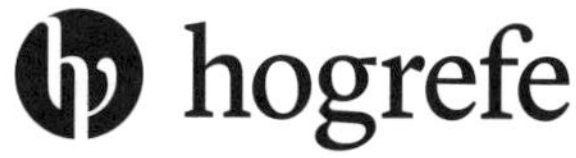

Dr. Dörte Grasmann, geb. 1975. Seit 2011 stellvertretende Ambulanzleiterin für den Bereich Kinder und Jugendliche und wissenschaftliche Geschäftsführerin des Zentrums für Psychotherapie der Abteilung Klinische Psychologie an der Goethe-Universität Frankfurt am Main.

Prof. Dr. Tanja Legenbauer, geb. 1973. Seit 2014 Professorin für Klinische Psychologie und Psychotherapie in der Kinder- und Jugendpsychiatrie an der LWL Universitätsklinik Hamm, Medizinische Fakultät der Ruhr-Universität Bochum.

Prof. Dr. Dr. Martin Holtmann, geb. 1970. Seit 2010 Direktor der LWL-Universitätsklinik Hamm für Kinder- und Jugendpsychiatrie, Psychotherapie, Psychosomatik der Ruhr-Universität Bochum.

Wichtiger Hinweis: Der Verlag hat gemeinsam mit den Autoren bzw. den Herausgebern große Mühe darauf verwandt, dass alle in diesem Buch enthaltenen Informationen (Programme, Verfahren, Mengen, Dosierungen, Applikationen, Internetlinks etc.) entsprechend dem Wissensstand bei Fertigstellung des Werkes abgedruckt oder in digitaler Form wiedergegeben wurden. Trotz sorgfältiger Manuskriptherstellung und Korrektur des Satzes und der digitalen Produkte können Fehler nicht ganz ausgeschlossen werden. Autoren bzw. Herausgeber und Verlag übernehmen infolgedessen keine Verantwortung und keine daraus folgende oder sonstige Haftung, die auf irgendeine Art aus der Benutzung der in dem Werk enthaltenen Informationen oder Teilen davon entsteht. Geschützte Warennamen (Warenzeichen) werden nicht besonders kenntlich gemacht. Aus dem Fehlen eines solchen Hinweises kann also nicht geschlossen werden, dass es sich um einen freien Warennamen handelt.

Bibliografische Information der Deutschen Nationalbibliothek
Die Deutsche Nationalbibliothek verzeichnet diese Publikation in der Deutschen Nationalbibliografie; detaillierte bibliografische Daten sind im Internet über http://dnb.dnb.de abrufbar.

Das Werk einschließlich aller seiner Teile ist urheberrechtlich geschützt. Jede Verwertung außerhalb der engen Grenzen des Urheberrechtsgesetzes ist ohne Zustimmung des Verlags unzulässig und strafbar. Das gilt insbesondere für Vervielfältigungen, Übersetzungen, Mikroverfilmungen und die Einspeicherung und Verarbeitung in elektronischen Systemen.

Hogrefe Verlag GmbH & Co. KG
Merkelstraße 3
37085 Göttingen
Deutschland
Tel. +49 551 999 50 0
Fax +49 551 999 50 111
verlag@hogrefe.de
www.hogrefe.de

Umschlagabbildung: © LindaYolanda – iStock.com by Getty Images
Illustrationen: Klaus Gehrmann, Freiburg; www.klausgehrmann.net
Satz: Matthias Lenke, Weimar
Druck: Media-Print Informationstechnologie GmbH, Paderborn
Printed in Germany
Auf säurefreiem Papier gedruckt

1. Auflage 2018
© 2018 Hogrefe Verlag GmbH & Co. KG, Göttingen
(E-Book-ISBN [PDF] 978-3-8409-2511-5; E-Book-ISBN [EPUB] 978-3-8444-2511-6)
ISBN 978-3-8017-2511-2
http://doi.org/10.1026/02511-000

Zielsetzung des Ratgebers

Fallen Kinder und Jugendliche in ihrem Verhalten über einen längeren Zeitraum durch extreme Stimmungsschwankungen oder plötzliche, unvorhersehbare Stimmungswechsel auf, sind sie schnell reizbar, traurig oder frustriert, haben Wutanfälle oder ein hitziges Temperament liegt möglicherweise eine Störung der Emotionsregulation vor.

Um den Kindern und Jugendlichen den Umgang mit den eigenen Schwierigkeiten zu erleichtern und Eltern, Lehrern und Erziehern eine Orientierung für geeignete Wege der Begleitung und Unterstützung aufzuzeigen, bedarf es gezielter Kenntnis über die Symptome dieser Störung sowie die Handlungsmöglichkeiten. Einen ersten Überblick möchten wir Ihnen, unseren Leserinnen und Lesern, mit diesem Ratgeber geben. Ausführlichere Informationen, insbesondere für Fachleute, finden sich im Band „Störungen der Affektregulation" (Holtmann, Legenbauer & Grasmann, 2017). Neben der Vermittlung von Wissen über die Ursache und den Verlauf ist es uns ein Anliegen, Ihnen Strategien zur Unterstützung im Alltag an die Hand zu geben und aufzuzeigen, welche professionelle Hilfe Sie in Anspruch nehmen können.

Frankfurt a. M. und Hamm, im Januar 2018

Dörte Grasmann, *Tanja Legenbauer* und *Martin Holtmann*

Inhaltsverzeichnis

1 Kennen Sie das?

Die Mutter des *8-jährigen Lukas* berichtet von erheblichen Problemen im Umgang mit ihrem Sohn. Nahezu täglich kommt es zu Hause und auch in der Schule zu heftigen und lang andauernden Wutausbrüchen. Lukas fühlt sich bereits durch kleine Gesten provoziert und angegriffen, reagiert auf andere impulsiv, nimmt sich keine Zeit, die Situation zu verstehen oder gemäßigt zu reagieren. Oft schreit er unmittelbar los, haut und tritt um sich, gefährdet hierdurch sich und andere. Von den Eltern oder anderen Personen lässt er sich kaum beruhigen. Auch nach Abklingen der Situation ist er lange schlecht gelaunt und traurig. Positive Momente halten nicht lange an. Längere Phasen der Entspannung hat es in der Erinnerung der Mutter noch nie gegeben. Der Schlaf wird als unruhig und kurz beschrieben. Oft steht Lukas bereits schlecht gelaunt auf und dann ist seine Stimmung über den gesamten Tag gereizt und gedrückt. Bestimmte Situationen oder Unternehmungen werden von der Familie inzwischen vermieden, um Eskalationen abzuwenden. Dies führt jedoch zu einer deutlichen Einschränkung aller Familienmitglieder und emotional sehr anstrengenden Wachsamkeit und „unnatürlichen Abschirmung“. Neben den täglich ermüdenden und anstrengenden Konflikten beobachtet die Mutter mit Sorge, dass Lukas keinen Anschluss an Gleichaltrige findet, was er sich andererseits sehr zu wünschen scheint. Bereits im Kindergarten wurde ihr Sohn als anstrengend, wenig einsichtig und kompromissbereit beschrieben, kaum eingeladen und von anderen ausgegrenzt. Mit zunehmendem Alter bemerkt Lukas seine Isolation selbst, was ihn oft sehr traurig und unzufrieden werden lässt, sich negativ auf sein Selbstwertgefühl auswirkt und zu einem reduzierten Vertrauen in die eigenen Fähigkeiten führt.

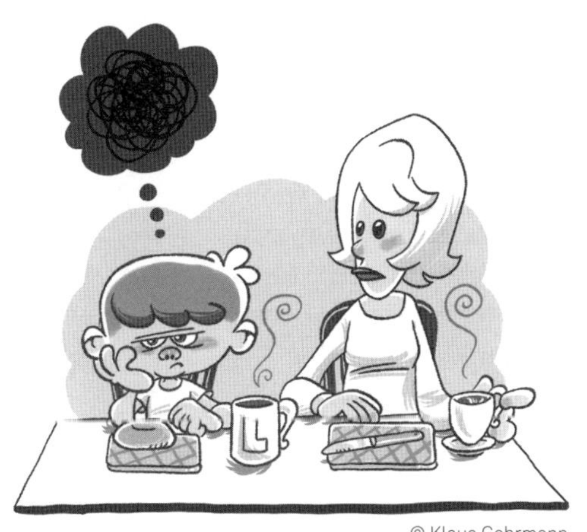

© Klaus Gehrmann

Die *15-jährige Clara* berichtet schon seit früher Kindheit sehr schnell aus der Haut zu fahren und zu explodieren. Manchmal versteht sie selbst nicht, wieso sie immer gleich „auf 180" ist und sich so wenig unter Kontrolle hat. Seit Beginn der Pubertät gibt es zu Hause nur noch Stress und Streit. Clara schreit dann sehr schnell und beschimpft andere. Lediglich die körperliche Aggression, die sie früher mehr gezeigt habe, hat sie inzwischen ein bisschen mehr im Griff. Clara beschreibt sich selbst als überwiegend mies gelaunt und kaum optimistisch. Andere hätten ihr schon öfter die Rückmeldung gegeben eine „Motzkuh" und Spielverderberin zu sein. Da sie so schnell aus der Haut fahre, ist sie von anderen auch schon als „Pulverfass" beschrieben worden, was sie sehr verletzt hat. Wenn sie mit anderen zusammen ist, kann Clara nicht lang bei einer Sache sein, sie wirkt unruhig und sprunghaft, was die anderen noch mehr nervt. Eine Freundin beschwert sich oft, dass sie wenig bei einem Thema bleibe, ständig neue Ideen im Kopf habe und für andere daher so schwer einschätzbar sei. An Zeiten, in denen die Probleme weniger gewesen sind, kann sich Clara nicht erinnern. Mittlerweile erlebt sie das Leben mit ihrer komplizierten Art als sehr anstrengend. Schon öfter ist ihr Gedanke gekommen, vielleicht besser nicht mehr leben zu wollen, damit das Ganze ein Ende hat. Das denkt sie auch manchmal, weil sie das Gefühl hat, für andere eine Belastung und anstrengend zu sein.

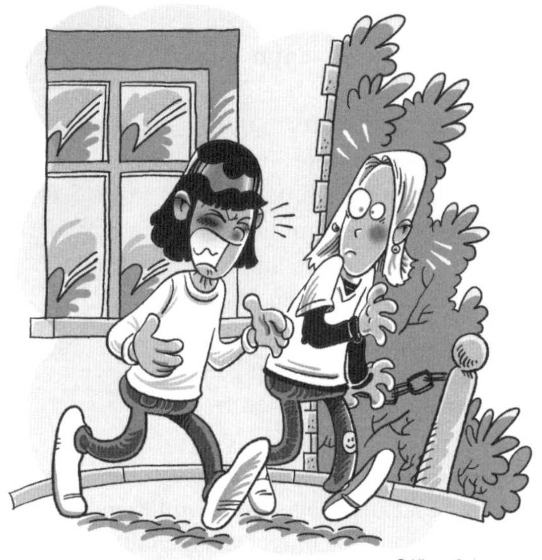

© Klaus Gehrmann

2 Woran erkenne ich eine Störung der Emotionsregulation?

Trotziges Verhalten, Wutanfälle und Stimmungsschwankungen sind vor allem bei kleinen Kindern, aber auch bei älteren Kindern und im Jugendalter häufig und entwicklungstypisch. Hingegen treten behandlungsbedürftige Störungen der Emotionsregulation nur bei einer kleinen Gruppe von Kindern und Jugendlichen auf. Im Vorschulalter sind Wutanfälle mit ca. 80 % sehr häufig. Im Grundschulalter zeigen etwa die Hälfte der Kinder ausgeprägte Wutanfälle. Mehrfach wöchentlich ist dies aber nur bei etwa 6 % bis 7 % der Fall. Eine negative Stimmung an den meisten Tagen (etwa im Sinne von trauriger, reizbarer, depressiver oder ärgerlicher Stimmung) berichten etwa 10 % der Kinder und Jugendlichen; allerdings hält diese negative Stimmung nur bei einem Drittel der Kinder und Jugendlichen länger als ein Jahr an. Insgesamt kann davon ausgegangen werden, dass etwa 1 % aller Kinder von einer Störung der Emotionsregulation betroffen ist. Wenn andere psychische Störungen vorliegen, steigt die Häufigkeit deutlich an, z. B. auf 15 % bis 20 % beim Vorliegen einer Aufmerksamkeitsdefizit-/Hyperaktivitätsstörung (ADHS).

Die Diagnostik von Störungen der Emotionsregulation sollte von einem Kinder- und Jugendpsychiater oder einem Kinder- und Jugendlichenpsychotherapeuten durchgeführt werden. Sie setzt umfassende Kenntnisse der Symptome, des Verlaufs und der Ursachen voraus; ebenso wichtig ist das Wissen um andere psychische Störungen, von denen sie abzugrenzen sind und bei denen vereinzelt ähnliche Symptome auftreten können. In diesem Ratgeber beschränken wir uns auf eine kurze Darstellung der bedeutsamsten Aspekte.

Bei der Erfassung der Kernsymptome und begleitender Aspekte können folgende Fragen hilfreich sein:

- *Wut:* Ist das Kind bzw. der/die Jugendliche oft wütend? Seit wann? Wie oft? Wie lange dauern Wutanfälle? In welchen Situationen tritt die Wut auf? Wie reagieren andere auf die Wut?
- *Traurigkeit:* Ist das Kind bzw. der/die Jugendliche häufig traurig? Seit wann? Wie oft? Wie lange dauert das Gefühl der Traurigkeit an? In welchen Situationen tritt die Traurigkeit auf? Wie reagieren andere auf die Traurigkeit?
- *Reizbarkeit, Überempfindlichkeit:* Ist das Kind bzw. der/die Jugendliche oft reizbar? Explodiert das Kind bzw. der/die Jugendliche schnell? Brüllt,

schreit, wirft es bzw. er/sie mit Gegenständen oder gehen Dinge kaputt? Bedroht oder verletzt es bzw. er/sie andere? Fühlt es bzw. er/sie sich schnell bedroht oder frustriert? Was bringt es bzw. ihn/sie in Rage?

- *Schlaf:* Hat das Kind bzw. der/die Jugendliche Probleme damit, einzuschlafen? Wacht es bzw. er/sie nachts auf? Wacht das Kind bzw. der/die Jugendliche morgens früher auf, als es bzw. er/sie muss? Wie oft passiert das? Wie lange dauern Wachzeiten an? Was beschäftigt das Kind, den Jugendlichen bzw. die Jugendliche?
- *Gedankenrasen, Gedankenflucht:* Gibt es das Gefühl, dass Gedanken rasen oder zu viele Gedanken im Kopf sind, bzw. treten mehrere Gedanken gleichzeitig auf? Kann das Kind bzw. der/die Jugendliche die Gedanken unterbrechen? Wie ist die Stimmung während des Gedankenrasens?
- *Rededrang:* Redet das Kind bzw. der/die Jugendliche sehr schnell und viel? Kann das Kind bzw. der/die Jugendliche manchmal nicht gestoppt werden? Gibt es Schwierigkeiten es bzw. ihn/sie deshalb zu verstehen?
- *Aufdringlichkeit:* Unterbricht das Kind bzw. der/die Jugendliche andere oft? Kommt es bzw. er/sie anderen körperlich zu nahe? Beschweren sich andere darüber?

Ergänzend sollte nach folgenden Begleitsymptomen gefragt werden:

- *Ablenkbarkeit:* Hat das Kind bzw. der/die Jugendliche Schwierigkeiten, bei einer Sache zu bleiben? Führt das Kind bzw. der/die Jugendliche begonnenen Tätigkeiten nicht zu Ende? Lässt es bzw. er/sie sich leicht ablenken? Hat es bzw. er/sie Probleme, aufzupassen (z.B. in der Schule)?
- *Unruhe:* Fällt es dem Kind bzw. dem/der Jugendlichen schwer, sitzen zu bleiben? Muss es bzw. er/sie ständig in Bewegung sein oder Bewegungen mit den Fingern, Händen, Beinen machen?

Um den Kontext und die verschiedenen psychischen Ebenen, in dem die Symptomatik auftritt und den bisherigen Verlauf zu erfassen, können folgende Fragen dienlich sein:

- *Konkrete Ausprägung der Symptome:* Wie macht sich die Störung der Emotionsregulation auf der körperlichen (physiologisch-vegetativen) Ebene, gedanklichen (kognitiven) Ebene, Gefühlsebene (emotionalen) oder auf der Verhaltensebene (z.B. verbal, nonverbal, motorisch) bemerkbar?
- *Auslöser/Trigger/Verstärker:* Gibt es typische Situationen, in denen das Verhalten häufiger auftritt (z.B. Leistungskontrollen, Abweichungen von Routinen)? Gibt es typische auslösende Gefühlszustände (z.B. Gefühl der

Provokation, Gefühl der Benachteiligung)? Gibt es typische auslösende Bewertungsmuster (z. B. keiner mag mich, alle sind gegen mich)? Gibt es typische auslösende Körpersignale (z. B. Anspannung, verengter Blick)? Gibt es Reaktionen (z. B. Aufmerksamkeit, Ermahnungen, Sanktionen), durch die das Verhalten in der Folge verstärkt auftritt?

- *Unterschiede in Auftreten und Intensität:* Gibt es eine Person bzw. einen Kontext oder mehrere Personen bzw. Kontexte, durch die das Verhalten verstärkt oder reduziert wird? Ergeben sich starke Schwankungen/Unregelmäßigkeiten im Auftreten?
- *Bisheriger Verlauf:* Seit wann bestehen die Probleme? Wie lässt sich der bisherige Verlauf skizzieren (z. B. kontinuierliche Steigerung, Phasen, in denen die Probleme nicht oder fast nie auftraten)?
- *Externe Bewältigungsversuche:* Wer wurde bislang aufgesucht und mit welchem Ergebnis? Welche Lösungsversuche wurden im Familienalltag unternommen und mit welchem Ergebnis? Wie wurde bislang mit dem Problemverhalten (insbesondere Reizbarkeit, Wutausbrüche) umgegangen (z. B. Beruhigung, Ignorieren, Formulierung und Umsetzung von Konsequenzen)? Welche Strategien waren erfolgreich, welche waren nicht erfolgreich?
- *Strategien im Umgang mit den Problemen:* Welche angemessenen Strategien der Emotionsregulation zeigt das Kind bzw. der/die Jugendliche (z. B. problemorientiertes Handeln, Akzeptieren, kognitives Problemlösen)? Welche unangemessenen Strategien der Emotionsregulation zeigt das Kind bzw. der/die Jugendliche (z. B. aggressives Verhalten, Rückzug, Selbstabwertung)?
- *Modelle für das Verhalten und den Umgang mit Gefühlen innerhalb der Familie:* Hat das Kind bzw. der/die Jugendliche Modelle für sein/ihr Verhalten? Wie wird in der Familie mit Gefühlen der Wut, Trauer, Angst umgegangen? Wird in der Familie über Gefühle gesprochen? Werden Verhaltensfeedbacks gegeben?

Sind zusätzlich der Schlaf oder der Appetit gestört, kann die Beantwortung folgender Fragen von Bedeutung sein:

- Wo schläft das Kind bzw. der/die Jugendliche?
- Wie ist die Qualität des Schlafes? (Wie schläft das Kind bzw. der/die Jugendliche? Gibt es Probleme beim Einschlafen? Wenn ja, wie lange dauert das Einschlafen? Gibt es Probleme beim Durchschlafen? Wenn ja, wie häu-

fig wacht das Kind bzw. der/die Jugendliche auf? Gibt es morgendliches Früherwachen? Wenn ja, wie früh wacht es bzw. er/sie auf? Wie erholt fühlt es bzw. er/sie sich nach dem Schlafen?)

- Wie ist die Quantität des Schlafes? (Wie viele Stunden schläft das Kind bzw. der/die Jugendliche?)
- Wie regelmäßig ist der Schlaf? (Wann geht das Kind bzw. der/die Jugendliche normalerweise ins Bett? Gibt es besondere Schlafrituale?)
- Andere Aspekte: Leidet das Kind bzw. der/die Jugendliche unter Alpträumen? Ermüdet es bzw. er/sie tagsüber schnell? Wie wird mit Schlafstörungen umgegangen?
- Gibt es besondere Essgewohnheiten?
- Liegt ein Appetitmangel oder Appetitverlust vor?
- Kommt es zu Heißhungerattacken, während derer mehr als üblich gegessen wird?
- Gibt es Auffälligkeiten hinsichtlich des Körpergewichts (Gewichtszunahme, -abnahme, -schwankungen)?

Störungen der Emotionsregulation sind keine eigenständigen Diagnosen, sondern können bei verschiedenen psychischen Störungen auftreten. Um sie von entwicklungstypischen Verhaltensweisen dennoch abgrenzen zu können, wurden in den letzten Jahren hilfreiche Kriterien zur Orientierung formuliert. Demnach kann man von einer Störung der Emotionsregulation ausgehen, wenn das Kind oder der/die Jugendliche eine *außergewöhnlich veränderte Stimmung* zeigt, beispielsweise ärgerlich oder traurig ist und diese Stimmung *nahezu täglich über mindestens die Hälfte des Tages* zu beobachten ist.

Auch sollten mindestens *drei Symptome erhöhter Erregbarkeit* zu beobachten sein. Manche Kinder oder Jugendlichen zeigen beispielsweise eine Beeinträchtigung des Schlafs, indem sie ein sehr *vermindertes Schlafbedürfnis* haben. Auch können sie durch eine *erhöhte Ablenkbarkeit* auffallen. Insbesondere betroffene Jugendliche schildern oft selbst den Eindruck, dass ihre Gedanken schnell wechseln *(Gedankenrasen)* oder ihre Ideen sehr flüchtig sind und sie deshalb von einem zum nächsten Thema springen ohne sie zu Ende gedacht zu haben *(Ideenflucht)*. Sie erleben eine starke *motorische Unruhe*, einen *vermehrten Rededrang* und werden vom Umfeld oft als sozial *unangemessen aufdringlich* wahrgenommen.

Mehr als dreimal pro Woche fallen die Kinder bzw. Jugendlichen durch starke, mitunter lang andauernde *Wutanfälle*, eine hohe *Reizbarkeit* oder *verbale oder körperliche Aggressivität* auf.

Der *Beginn* der Verhaltensauffälligkeiten ist in der Regel *vor dem zwölften Lebensjahr* zu beobachten. Um sie von vorübergehenden Verhaltensproblemen abzugrenzen sollten die Symptome *über einen Zeitraum von mehr als zwölf Monaten* konstant zu erkennen sein. Darüber hinaus ist *in mindestens einem Lebensbereich* (z. B. Schule, Familie, Freundeskreis) eine deutliche *Beeinträchtigung* zu erkennen. Nicht selten führen die Probleme zu ausgeprägten Konflikten im Alltag, weil die betroffenen Kinder und Jugendlichen soziale Situationen oft als vermeintlich feindselig oder provozierend wahrnehmen, sie eine niedrige Frustrationstoleranz zeigen, schnell und heftig mit Ärger, Wut oder Angst reagieren, was sie wiederum bei anderen Kindern unbeliebt macht und weshalb sie oft aus Gruppenaktivitäten ausgeschlossen werden.

Nicht selten gehen die Probleme mit einem hohen Leidensdruck für die Betroffenen einher, der auch durch suizidale Gedanken, Äußerungen oder sogar Handlungen zum Ausdruck gebracht werden kann.

Zusammengefasst können bei der Klärung, ob ein Kind oder ein Jugendlicher bzw. eine Jugendliche unter einer Störung der Emotionsregulation leidet, folgende Fragen von Bedeutung sein:

Fazit: Fragen, die helfen können, wichtige Kennzeichen einer Störung der Emotionsregulation zu erfassen

- Leidet das Kind bzw. der/die Jugendliche nahezu täglich über mindestens die Hälfte des Tages an einer außergewöhnlich veränderten Stimmung (Ärger/Traurigkeit)?
- Zeigt das Kind bzw. der/die Jugendliche mindestens drei Symptome erhöhter Erregbarkeit (Schlafprobleme, Ablenkbarkeit, Unruhe, Gedankenrasen, Ideenflucht, Rededrang, Aufdringlichkeit)?
- Zeigt das Kind bzw. der/die Jugendliche mehr als dreimal wöchentlich Wutanfälle, Reizbarkeit, verbale oder körperliche Aggressivität?
- Treten die Probleme schon seit mindestens zwölf Monaten auf?
- Gehen die Probleme mit einer Beeinträchtigung in mindestens einem Lebensbereich einher?

3 Wie kann ich eine Störung der Emotionsregulation von anderen psychischen Störungen abgrenzen und welche Schwierigkeiten treten gehäuft zusätzlich auf?

Nicht selten treten Symptome von Störungen der Emotionsregulation auch im Rahmen von anderen psychischen Störungen auf. Auch wenn eine Abgrenzung oft schwer ist und durch einen Spezialisten abgesichert werden sollte, wollen wir Ihnen einen Überblick der wichtigsten Störungen, die entweder alternativ oder zusätzlich in Erwägung gezogen werden sollten, geben.

Oppositionelle Verhaltensstörungen. Wie auch bei Störungen der Emotionsregulation treten Wutanfälle oft im Rahmen einer oppositionellen Störung auf. Während oppositionelles Verhalten im Rahmen einer Störung der Emotionsregulation überzufällig häufig auftritt, kommt es bei nur etwa 15 % aller Kinder mit einer oppositionellen Störung auch zu einer veränderten Stimmung. Um das oppositionelle Verhalten eher einer Störung der Emotionsregulation zuzuordnen, muss die Veränderung der Stimmung anhaltend sein und auch zwischen Wutanfällen andauern. Charakteristischerweise handelt es sich auch um sehr schwere Wutausbrüche.

Aufmerksamkeitsdefizit-/Hyperaktivitätsstörungen (ADHS). Störungen der Emotionsregulation gehen überzufällig häufig mit Aufmerksamkeitsdefizit-/Hyperaktivitätsstörungen einher und bei etwa 15 % bis 20 % aller Kinder und Jugendlichen mit einer ADHS tritt auch eine Störung der Emotionsregulation auf. Zwar bezieht sich die Impulsivität, als Kernsymptom der ADHS eher auf Denk- und Handlungsabläufe und weniger auf eine emotionale Impulsivität. Aufgrund des gehäuft gemeinsamen Auftretens muss jedoch genau untersucht werden, ob es sich bei einer vorliegenden ADHS gegebenenfalls um ein kompliziertes Störungsbild mit zusätzlich begleitender Störung der Emotionsregulation handelt.

Störungen des Sozialverhaltens. Unter einer Störung des Sozialverhaltes wird ein Muster von aggressivem und dissozialem Verhalten (z. B. starkes Lügen, Stehlen, Schule schwänzen) verstanden. Obwohl es eine große Überlappung zwischen beiden Störungsbildern gibt, zeigen nicht alle Kinder mit einer Störung der Emotionsregulation auch eine Störung des Sozialverhaltens. So zeigen viele Kinder und Jugendliche mit einer Störung des Sozialverhaltens eine eher kühle, zielgerichtete Aggression. Eine heiße Aggression, die mit einer hohen Reizbarkeit einhergeht, wird sowohl im Rahmen von Störungen der Emotionsregulation als auch im Rahmen von Störungen des Sozialverhaltens beschrieben. Dass bei einem Großteil von Kindern und Jugendlichen mit einer Störung des Sozialverhaltens auch eine emotionale Beeinträchtigung (Depression oder Angststörung), beispielsweise im Rahmen einer kombinierten Störung des Sozialverhaltens und der Emotionen zu beobachten ist, macht die Abgrenzung besonders schwer. Klinisch hilfreich kann sein, bei Kindern, die häufig wütend und empfindlich sind und heftige, wiederkehrende Wutausbrüche zeigen, darauf zu achten, ob begleitend andere externalisierende Verhaltensweisen, die auf das eigenständige Vorliegen einer Störung des Sozialverhaltens verweisen würden (zum Beispiel Grausamkeit gegenüber Menschen oder Tieren, Destruktivität gegenüber Eigentum, Zündeln, häufiges Lügen, Schwänzen, Weglaufen) beobachtbar sind oder nicht.

Bipolare Störungen. Unter einer bipolaren Störung werden wechselnde, starke Schwankungen zwischen einem übersteigerten Hochgefühl (z. B. Überaktivität, Gereiztheit und starke Euphorie) und einer depressiven Stimmung (z. B. gedrückte Stimmung, Antriebslosigkeit, Traurigkeit) verstanden. Studien verweisen auf eine Überlappung von Merkmalen einer Störung der Emotionsregulation und einer bipolaren Störung. Vor allem ein reduziertes Schlafbedürfnis, eine sexuelle Enthemmung und eine erhöhte Suizidgefährdung können im Rahmen beider Störungen auftreten. Jedoch treten die Probleme im Rahmen einer bipolaren Störung eher in abgrenzbaren Phasen mit eindeutigen Stimmungsänderungen und begleitenden Veränderungen von Gedanken und Verhaltensweisen auf. Auch zeigen sich vermehrt Größenideen, ein gesteigertes Selbstbild oder eine gehobene, expansive und euphorische Stimmungslage. Diese Phasen können bei Kindern und Jugendlichen zwar häufiger und schneller wechseln als bei Erwachsenen (z. B. ultra-rapid cycling), lassen sich jedoch klar voneinander abgrenzen. Liegen derartige Phasen nicht vor, sondern zeigt sich die Beeinträchtigung der Stimmung eher durchgängig und andauernd, ist in der Regel keine bipolare Störung zu diagnostizieren.

Depressionen. Insbesondere depressive Störungen von Kindern und Jugendlichen gehen häufig mit einer erhöhten Reizbarkeit einher, auch wenn diese nicht zu den Kernsymptomen einer Depression zählt. Bei Kindern und Jugendlichen mit einer Störung der Emotionsregulation besteht ein erhöhtes

Risiko für die Entwicklung einer depressiven Störung und die Störung der Emotionsregulation ist oft als Vorläufer einzuschätzen. Depressionen verlaufen ebenso wie bipolare Störungen in Phasen. Lassen sich die Probleme eines Kindes oder Jugendlichen hingegen eher im Rahmen einer chronischen Reizbarkeit und anhaltenden Herabgestimmtheit beschreiben, ist eher von einer Störung der Emotionsregulation auszugehen.

Substanzmissbrauch und Störungen der Emotionsregulation. Nicht selten tritt bei Jugendlichen mit einer Störung der Emotionsregulation begleitend ein Substanzmissbrauch auf. Eine diagnostische Abgrenzung kann dadurch erschwert sein, dass sich Störungen der Emotionsregulation und Symptome eines Substanzmissbrauchs oder körperliche und psychische Symptome nach Absetzen der Substanz (Entzugssymptome) ähnlich äußern können.

Merke

Symptome, die im Rahmen einer Störung der Emotionsregulation beschrieben werden, können auch im Rahmen anderer psychischer Störungen des Kindes- und Jugendalters auftreten. Hierzu zählen: Oppositionelle Störungen, Aufmerksamkeitsdefizit-/Hyperaktivitätsstörungen, Störungen des Sozialverhaltens, Bipolare Störungen, Depressive Störungen oder Störungen des Substanzkonsums.

Die diagnostische Einschätzung erfordert eine Abklärung, ob sich die Symptome eher im Rahmen einer anderen Störung beschreiben lassen (beispielsweise durch ihren episodenhaften Charakter), ob sie durch ihr zusätzliches Auftreten als erschwerende und ergänzende Störung zu bewerten sind oder als Folge eines Substanzkonsums.

4 Wie verläuft die weitere Entwicklung?

Kinder mit einer chronischen Reizbarkeit, die die Kriterien für eine Störung der Emotionsregulation erfüllen, weisen Unterschiede zu Kindern mit episodischer Reizbarkeit auf. Während episodische Reizbarkeit, wenn sie mit ausgeprägten Stimmungsschwankungen gekoppelt ist, mit einem gesteigerten Risiko der Entwicklung einer bipolaren Störung einhergeht, steigt durch eine chronische Reizbarkeit die Wahrscheinlichkeit, zunächst an einer ADHS und im jungen Erwachsenenalter an einer Depression zu erkranken.

Studien zeigen, dass Kinder und Jugendliche mit einer Störung der Emotionsregulation einem erhöhten Risiko für eine erschwerte Entwicklung und Bewältigung der damit verbundenen Aufgaben ausgesetzt sind. So entwickelten Kinder, die im Grundschulalter eine erhöhte Reizbarkeit, Wutanfälle und Stimmungsschwankungen zeigten, häufiger eine depressive Störung im jungen Erwachsenenalter. Zudem war das Risiko für späteren Substanzmissbrauch (Alkohol, Cannabis, Nikotin) erhöht. Besorgniserregend ist auch, dass Jugendliche mit einer Störung der Emotionsregulation häufig suizidale Gedanken, Impulse oder Handlungen entwickeln.

5 Was sind die Ursachen?

Leider steht die Forschung zu den Ursachen von Störungen der Emotionsregulation noch am Beginn. Ein Zusammenspiel unterschiedlicher Ursachen scheint bei der Entstehung einer Störung der Emotionsregulation eine Rolle zu spielen. Eine Neigung zu Auffälligkeiten der Emotionsregulation wird vermutlich in Familien über die Generationen hinweg weitergegeben, was für ein erbliches Risiko bei der Entstehung spricht.

Kinder und Jugendliche mit Störungen der Emotionsregulation sind psychisch und sozial oft sehr belastet. Herausfordernde Umgebungsbedingungen, wie familiärer Stress, ungünstige Eltern-Kind-Interaktion, psychische Störungen der Eltern und traumatisierende Erlebnisse finden sich gehäuft; ob diese ursächlich sind, ist noch nicht hinreichend gut geklärt.

Neben genetischen, psychischen und sozialen Ursachen tragen offenbar auch Veränderungen der Abläufe im Gehirn, die die Emotionsregulation unterstützen, zur Störungsentstehung bei. So ist die Fähigkeit, emotionale Gesichtsausdrücke schnell und richtig einzuordnen, eine wichtige Voraussetzung für die Regulation von Emotionen. Kinder und Jugendliche mit Störungen der Emotionsregulation scheinen sich mit dem korrekten Erkennen emotionaler Gesichter schwerer zu tun und benötigen einen intensiveren Emotionsausdruck, um die Emotionen richtig einzuordnen. Einige tun sich auch schwer, sich auf neue Umgebungsbedingungen einzustellen. Viele Kinder und Jugendliche mit Störungen der Emotionsregulation weisen zudem auch Besonderheiten in ihrem Temperament auf, etwa in Form von überdurchschnittlich starkem Neugierverhalten.

Körperliche Erkrankungen spielen bei der Entstehung von Störungen der Emotionsregulation eine eher geringe Rolle. Um körperliche Ursachen dennoch auszuschließen, kann eine körperlich-neurologische Untersuchung hilfreich sein. Durch Blutuntersuchungen können körperliche Ursachen (z. B. Substanzmissbrauch, Stoffwechsel- oder Autoimmunkrankheiten) ausgeschlossen werden.

6 Was können Kinder und Jugendliche selbst tun?

Leidest du unter außergewöhnlichen Stimmungsschwankungen, die oft mit Ärger oder Traurigkeit einhergehen? Merkst du, dass du häufig unter Wutanfällen oder einer gereizten Stimmung leidest oder schnell aus der Haut fährst? Fühlst du dich häufig unruhig oder regst du dich schnell auf? Dann kann es sein, dass der Alltag für dich oft anstrengend ist. Viele Kinder und Jugendliche, denen es ähnlich geht, berichten, unter diesem anstrengenden Gefühlschaos zu leiden. Auch schildern sie eine große Verzweiflung, weil sie oft von anderen angemeckert oder ausgeschlossen werden und sich deshalb einsam fühlen. Oft haben sie das Gefühl nicht verstanden oder einseitig beschuldigt zu werden, was ihr Gefühl der Einsamkeit noch verstärkt.

Vielleicht ärgerst du dich auch, weil viele Dinge, die du bereits ausprobiert hast, um die Stimmungsschwankungen selbst besser in den Griff zu bekommen, nicht zu einer dauerhaften Verbesserung und Stabilisierung beigetragen haben. Oder du zweifelst daran, dass es überhaupt etwas gibt, was dir helfen kann. Dann stehst du nun vor der großen Herausforderung, den Mut nicht zu verlieren, weiterhin dran zu bleiben, nicht locker zu lassen, dich um Unterstützung und Hilfe zu bemühen und Dinge auszuprobieren. Wir wollen dich hiermit gerne unterstützen!

Um Stimmungsausbrüche zu verringern oder die eigenen Gefühle zu kontrollieren kannst du Folgendes tun:

1

Schule deine Wahrnehmung und lerne deine Gefühle kennen! Verhaltensweisen und Stimmungen werden von Gefühlen, körperlichen Signalen oder Gedanken ausgelöst und gesteuert. Man nennt diese Auslöser auch *Trigger*. Ein erster Schritt, den du tun kannst, ist deine Wahrnehmung zu schulen, damit du diese Trigger besser erkennen kannst. Erinnerst du dich an deinen letzten unangenehmen Gefühlsausbruch? Was hast

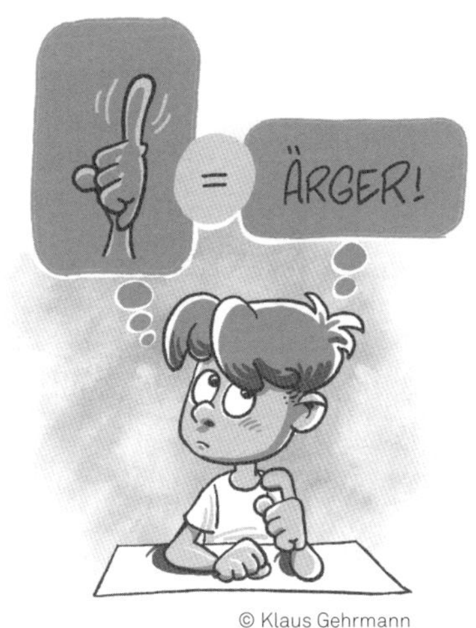

© Klaus Gehrmann

du kurz vorher mit all deinen Sinnen wahrgenommen? Was hast du gehört, gesehen, gefühlt, gerochen, geschmeckt? Oft berichten Kinder und Jugendliche, dass sie bestimmte Dinge gehört oder Gesten von anderen Leuten gesehen haben, die Gefühle wie Ärger oder Traurigkeit ausgelöst haben. Vielleicht schreibst du mal auf, welche Gefühle in deiner Situation aufgetreten sind und schätzt ein, wie stark du sie erlebt hast (0 = nicht stark bis 10 = ganz stark). Außerdem ist es hilfreich, wenn du notierst, was du mit deinen Sinnen wahrgenommen hast. Was hast du gesehen, gehört, gerochen, gespürt? Manche Kinder bzw. Jugendliche berichten, dass sie gar nicht so genau beschreiben können, wie sie sich gefühlt haben. Wir haben daher eine Liste von möglichen Gefühlen zusammengestellt. Vielleicht hast du Lust, mal die Gefühle zu unterstreichen, die für dich negativ sind und schon mal zu einem unangenehmen Gefühlsausbruch bei dir beigetragen haben? Ich fühle mich manchmal ...

Das Gefühls-ABC – Liste möglicher Gefühle	
A	abgelehnt • aggressiv • alarmiert • allein • angeekelt • angegriffen • angenehm • angenommen • angespannt • angestrengt • ängstlich • antriebslos • antriebsarm • ärgerlich • atemlos • ausgeglichen • ausgelassen • ausgenutzt • ausgeruht • ausgestoßen
B C	bedrängt • bedroht • bedrückt • begeistert • begrenzt • beladen • belastet • belästigt • beliebt • belogen • bemitleidenswert • benachteiligt • bereichert • berührt • beschämt • beschützt • beschuldigt • beschwingt• besorgt • bestürzt • betäubt • betroffen • betrogen • betrübt • beunruhigt • bevormundet •bewertet • bitter
D	dankbar • degradiert • depressiv • deprimiert • desinteressiert • desorientiert • distanziert • durcheinander • durchschaut • dumm
E	eifersüchtig • eingeengt • einsam • elend • empört • entrüstet • entspannt • enttäuscht • erheitert • erhitzt • erleichtert • ermutigt • ermüdet • erregt • erschöpft • erschreckt • erschüttert • erstaunt • ertappt
F	fassungslos • faul • feindselig • frei • freudig • freudlos • froh • fröhlich • frustriert • fürchterlich

Das Gefühls-ABC – Liste möglicher Gefühle	
G	geborgen • gedankenlos • gedrängt • geduldig • geehrt • gefangen • gefordert • gehässig • gehemmt • geistesabwesend • geknickt • geladen • gelangweilt • gelassen • geliebt • gemobbt • genervt • genial • gequält • gereizt • geschockt • geschützt • gestresst • getrieben • gewürdigt • gezwungen • gleichgültig • glücklich • grantig • grausam • grandios • großartig • gut drauf
H	handlungsunfähig • hart • hasserfüllt • heiter • hilflos • hintergangen • hoffnungslos • hoffnungsvoll
I J	ignoriert • im Stich gelassen • in die Enge getrieben • irritiert • instabil • isoliert • jämmerlich
K L	kalt • kläglich • konfus • kräftig • kraftlos • kraftvoll • krank • kühl • kummervoll • labil • lädiert • lahm • langweilig • leblos • leer • leistungsstark • liebevoll • lieblos • losgelöst • lustig • lustlos
M N	machtvoll • matt • melancholisch • miserabel • missachtet • missmutig • motiviert • müde • mutig • mutlos • neidisch • nervös • neugierig • niedergeschlagen • nutzlos
O P Q	ohnmächtig • optimistisch • orientierungslos • panisch • passiv • perfekt • peinlich • perplex • pessimistisch • provoziert
R S	rasend • rastlos • ratlos • reich • resigniert • ruhelos • sauer • schamerfüllt • scheu • schläfrig • schlecht • schrecklich • schuldig • schutzlos • schwach • sehnsüchtig • sicher • skeptisch • sorgenfrei • sorgenvoll • stark • starr • stimmungsvoll • streitlustig
T U	tatkräftig • teilnahmslos • toll • träge • traurig • trostlos • trübsinnig • überfordert • übergangen • überarbeitet • überlastet • überlegen • überrascht • überwältigt • unangenehm • unbeachtet • unbehaglich • unbeliebt • unentschlossen • unerfüllt • ungeduldig • ungeliebt • ungemütlich • unglücklich • unsicher • unterdrückt • unterlegen • unverstanden • unwillig • unwohl • unzufrieden
V W	verärgert • verbittert • verflucht • verlegen • verletzlich • verletzt • verliebt • verloren • verraten • verschlossen • versorgt • verspannt • verstanden • verstimmt • verstört • verurteilt • verzweifelt • vorgeführt • warmherzig • wertvoll • wichtig • widerstrebend • widerwillig • wütend
X Y Z	zaghaft • zerrissen • zerstreut • ziellos • zittrig • zögerlich • zornig • zufrieden • zweifelnd

2 **Erkenne deine Trigger!** Trigger, zum Beispiel Gefühle, Gedanken oder körperliche Signale, sind sehr entscheidend daran beteiligt, wie du dich verhältst oder auf andere reagierst. Wenn du sie rechtzeitig erkennst, kannst du Tricks oder Strategien einsetzen, die dir helfen, dich besser zu kontrollieren und eine Krise abzuwenden. Trigger können sehr unterschiedlich erlebt werden. Damit du dir das besser vorstellen kannst, beschreiben wir dies im Folgenden am Beispiel von Felix und Lara:

Beispiel 1: Felix

Nach dem Sportunterricht ist Felix (11 Jahre) der Letzte in der Umkleide. Beim Hinausgehen sieht er das Handy von Leo auf dem Boden liegen und nimmt es mit, um es ihm zu bringen. Auf dem Schulhof bemerkt Leo, dass er sein Handy in der Umkleide vergessen hat. Als Felix nach der Pause zu Leo geht, um ihm das Handy zu geben, sagt dieser: „Was soll die Verarsche? Gib mir sofort mein Handy wieder." Sofort kommt bei Felix das Gefühl der Enttäuschung und Wut auf. Sein Herz fängt an zu rasen und er spürt eine Anspannung im ganzen Körper. „Dieser undankbare, blöde Idiot! Der denkt auch noch, dass ich ihn ärgern wollte. Das darf ich mir nicht bieten lassen. Der hat 'ne Abreibung verdient. Der soll sich gefälligst bei mir entschuldigen", denkt Felix sofort. Felix schreit: „Du Idiot, ich wollte es dir nur bringen", und boxt Leo mit aller Wucht in die Seite. Die Schlägerei beginnt. Beide Jungen tragen ein blaues Auge davon und müssen am Nachmittag zum Direktor, der eine Strafe ausspricht.

Beispiel 2: Lara

Lara (17 Jahre) sieht Toni und Sarah zusammen reden. Als sie dazu kommt, brechen die beiden das Gespräch ab. Als sich die Mädchen voneinander verabschieden, ruft Toni Sarah zu: „Wir reden dann nachher am Telefon weiter." Lara fühlt sich sofort ausgeschlossen, sie fühlt Wut und Traurigkeit. Sie erlebt ein Gefühl des Unwohlseins im Magen, verspürt einen Klos im Hals und ringt mit den Tränen. „Die verschwören sich gegen mich, lästern über mich, machen sich bestimmt über mich lustig und wollen mich ausgrenzen", denkt Lara. In der Folge reagiert Lara auf Toni und Sarah sehr zickig und zieht sich von ihnen zurück.

In der Tabelle 1 kannst du sehen, welche Trigger bei Felix und Lara zu ihrer unangenehmen Stimmung beigetragen haben.

Tabelle 1: Trigger, die bei Felix und Lara eine unangenehme Stimmung auslösen

	Felix, 11 Jahre	**Lara, 17 Jahre**
Gefühlstrigger	Wut	Wut, Traurigkeit, Angst vor Ausschluss
Körperliche Trigger	Herzrasen, Anspannung	Gefühl des Unwohlseins im Magen, Klos im Hals, Tränen
Gedankliche Trigger	„Dieser undankbare, blöde Idiot. Der will mir was unterstellen. Das darf ich mir nicht bieten lassen. Der hat 'ne Abreibung verdient. Der soll sich gefälligst bei mir entschuldigen." Auch bewertet Felix die Situation als enttäuschend, weil Leon ihm nicht glaubt.	„Die verschwören sich gegen mich, lästern über mich, machen sich bestimmt über mich lustig und wollen mich ausgrenzen."

Weil die Trigger bei jedem Kind oder Jugendlichen unterschiedlich sein können, ist es wichtig, dass du die Trigger erkennst, die für deine persönlichen Stimmungstiefs verantwortlich sind.

3 **Erkenne mögliche „Denkfehler" und „Runterzieher"!** Manchmal können einen Gedanken runterziehen. Je nachdem, wie eine Situation oder Äußerung einer Person bewertet wird, kann dies auf die Stimmung schlagen. Das sind gedankliche Trigger. So kann es zum Beispiel sein, dass die Reaktion von anderen als Angriff oder Kritik verstanden wird, obwohl es gar keine ganz eindeutigen Hinweise auf eine solche Feindseligkeit gibt. Typische „Denkfehler" können dazu beitragen, dass eine Situation viel schlimmer wahrgenommen wird, als sie gemeint ist. Wenn du dich gut mit Denkfehlern auskennst und herausfindest, welche sich bei dir oft einschleichen, kannst du lernen, Situationen anders zu bewerten und entsprechend anders reagieren. Damit du dir das besser vorstellen kannst, haben wir dir auch hier nochmals ein Beispiel aufgeschrieben:

Beispiel 3: Luka

Luka (13 Jahre) stellt seine Schultasche auf dem Tisch. Als Clara an dieser vorbei geht, fällt die Tasche runter und der gesamte Inhalt liegt auf dem Boden verstreut. Luka kommen unmittelbar die Gedanken: „Die will mich provozieren“, „Das war mit Absicht.“ Und er reagiert mit heftigen Beschimpfungen und Drohungen: „Das hast du mit Absicht gemacht“, „Das hebst du gefälligst wieder auf“, „Das wirst du mir büßen.“

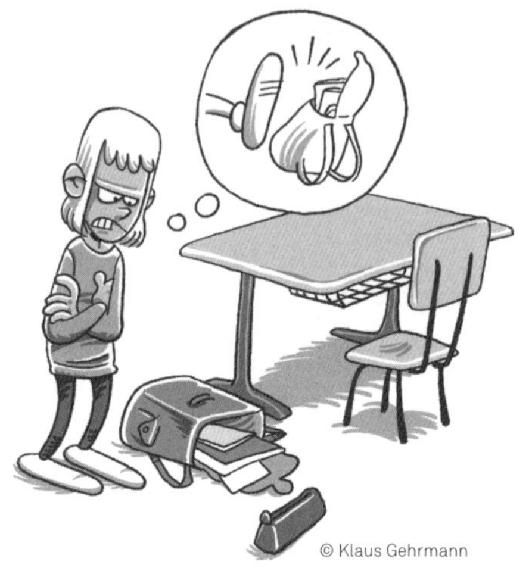
© Klaus Gehrmann

Hier findest du typische „Denkfehler“, wie sie bei Kindern und Jugendlichen manchmal auftreten:

- Situationen oder Verhaltensweisen werden in zwei grundsätzliche Kategorien eingeteilt (z. B. gut oder schlecht, lieb oder böse), dazwischen gibt es aus Sicht der Kinder und Jugendlichen keine weiteren Abstufungen.
- Aus einem einzelnen Erlebnis werden große Befürchtungen abgeleitet (z. B.: „Einmal war es so .../Einmal ist ... passiert, deshalb ist es immer ...“).
- Positive Dinge werden ignoriert, verleugnet oder negiert (z. B. „Mir passiert nichts Gutes!“).
- Es wird erwartet, dass sich zukünftig Negatives ereignet; zukünftige Situationen werden als unausweichliche Katastrophen bewertet.
- Es wird angenommen, dass man selbst der Grund für negative Ereignisse ist.

- Die Erwartungen an sich selbst oder andere sind überhöht.
- Die Aufmerksamkeit liegt auf einem (oft negativen) Detail, andere wichtige Aspekte einer Situation werden ignoriert.
- Die Kinder bzw. Jugendlichen werten sich selbst oder andere in umfassender (globaler) Weise ab.

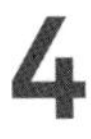

Verändere deine Gedanken und Bewertungen! Untersuchungen haben gezeigt, dass das Denken und die Bewertung von Situationen Einfluss auf das Fühlen und Verhalten haben. Sollen sich Gefühle oder Verhaltensweisen verändern, ist es wichtig, auch die Gedanken und Bewertungsmuster zu verändern. Die Zusammenhänge lassen sich in einem sogenannten ABC-Modell erklären. Zunächst geht es um eine konkrete Beschreibung der Ausgangssituation, z.B. ein frustrierendes Ereignis (A), das zu bestimmten Bewertungen (B) führt, die wiederum Einfluss auf die Gefühle und das Verhalten (C) im Umgang mit der Situation haben. Siehe hierzu das folgende Beispiel:

Beispiel 4: Jakob

Jakob (13 Jahre) berichtet von einer Situation, in der ihm seine Mutter die Spielekonsole weggenommen und gesagt hat, dass er sie erst wiederbekommt, wenn er seine Hausaufgaben vollständig erledigt hat. Sehr schnell hat er Ärger über das Verbot und Angst, mit den anderen nicht mithalten zu können, gespürt, und es sind ihm negative (belastende) Gedanken durch den Kopf gegangen. Die Mutter berichtet, dass Jakob sie sehr beschimpft und ihr unterstellt hat, daran Schuld zu haben, wenn er von anderen Kindern nun ausgelacht wird, weil er eine bestimmte Spiel-Stufe nicht erreicht hat.

In der ABC-Analyse stellt sich die Problemsituation, wie in Tabelle 2 dargestellt, dar.

Tabelle 2: ABC-Analyse am Beispiel von Jakob

A **Ausganssituation**	**B** **Bewertung/Gedanken**	**C** **Konsequenzen auf der Gefühlsebene und auf der Verhaltensebene**
Jakob beschreibt die Situation, die dazu geführt hat, dass er so einen Gefühlsausbruch bekommen hat.	Jakob beschreibt seine Gedanken und Bewertung der Situation.	Jakob beschreibt seine Gefühle und wie stark er seine Reaktion selbst erlebt hat (von 1 bis 10)?
• „Meine Mutter hat mir die Spielekonsole weggenommen und gesagt, ich bekomme sie erst wieder, wenn ich meine Hausaufgaben vollständig erledigt habe."	• „Das ist doch bekloppt, nur wegen DER schaffe ich jetzt das Level nicht." • „Wenn ich das nicht schaffe, kann ich nicht mitreden und ich bin für die anderen ein Loser." • „Jetzt ist mein ganzer Tag versaut."	• „Ich habe mich geärgert (Stärke 10) und war traurig (Stärke 7), dass ich nicht spielen konnte. Auch habe ich Angst gehabt (Stufe 7), weil ich dachte, dass ich bei meinen Mitschülern jetzt nicht punkten kann." • „Ich habe meine Mutter beschimpft, ihr gesagt, dass sie daran schuld ist, wenn ich von den anderen ausgelacht werde."

Was passiert nun, wenn Jakob für diese Situation andere Gedanken oder Bewertungen entwickelt (vgl. Tabelle 3)?

Tabelle 3: ABC-Analyse am Beispiel von Jakob – Alternative Gedanken und Bewertungen

A **Ausgangssituation**	**B** **Bewertung/Gedanken**	**C** **Konsequenzen auf der Gefühlsebene und auf der Verhaltensebene**
Jakob beschreibt die Situation, die dazu geführt hat, dass er so einen Gefühlsausbruch bekommen hat.	Jakob werden folgende Gedanken und Bewertungen der Situation vorgeschlagen:	Jakob überlegt, wie er sich bei den Gedanken in der Situation gefühlt und möglicherweise reagiert hätte:
• „Meine Mutter hat mir die Spielekonsole weggenommen und gesagt, ich bekomme sie erst wieder, wenn ich meine Hausaufgaben vollständig erledigt habe."	• „Ich weiß, dass Hausaufgaben Pflicht sind." • „Ich erledige schnell meine Hausaufgaben, dann kann ich weiterspielen." • „Wenn ich das Level nicht schaffe und die anderen schon weiter sind, ist das nicht schlimm, weil ich es immer noch erreichen kann." • „Ich kann ja sagen, dass ich keine Zeit hatte."	• „Ich wäre trotzdem genervt/wütend (Stärke 7) hätte keine Lust auf Hausis (Stärke 4)." • „Ich hätte aber auch positive Gefühle, wie Motivation (Stufe 5) und würde mich schnell an die Hausis machen, um möglichst schnell fertig zu werden (Stufe 5)."

Bei der Veränderung von Gedanken gibt es fünf Punkte zu beachten:

1. *Erkenne die Gedanken, die in der Situation auftreten:* Stell dir eine Situation mit einer anderen Person vor, in der du sehr wütend, gereizt oder traurig warst. Beantworte nun folgende Fragen:
   - Welche Gedanken sind dir durch den Kopf gegangen, als du gehört oder gesehen hast, wie die andere Person reagiert? Und wie hast du reagiert?
   - Welche Gedanken sind dir durch den Kopf gegangen als du wütend, gereizt oder traurig reagiert hast?
   - Welche Gedanken haben die Wut, Gereiztheit oder Traurigkeit so stark gemacht?
2. *Überlege dir Ziele, die du in der Situation erreichen wolltest:* Wie wärest du eigentlich gerne mit der Situation umgegangen?
   - Wie hättest du dich am liebsten gefühlt?
   - Wie hättest du dich am liebsten in dieser Situation verhalten?
   - Was hättest du am liebsten erreicht?
3. *Frage dich, ob dir deine Gedanken geholfen haben, deine Ziele zu erreichen:*
   - Hat der Gedanke dazu beigetragen, dir geholfen, dein Ziel zu erreichen?
   - Hat der Gedanke zu einem besseren Gefühl beigetragen?
   - Gibt es Beweise dafür, dass der Gedanke richtig war?
   - Wie wahrscheinlich ist es, dass dir der Gedanke weitergeholfen hat?
   - Wenn ein Freund dir erzählt hätte, die Situation und den Gedanken erlebt zu haben, was würdest du davon halten?
   - Welcher Gedanke würde anderen in so einer Situation kommen?
   - Ist das ein extremer oder übertriebener Gedanke?
   - Hast du den Gedanken aus Gewohnheit gedacht, z. B. weil du eher davon ausgehst, dass andere was Schlechtes von dir denken?
4. *Entwickle hilfreiche Gedanken*: Überlege, welche Gedanken hilfreich wären, um deine Ziele zu erreichen?
   - Wenn du die Gedanken aus der Problemsituation ersetzen würdest, was würdest du denken, um dich besser zu fühlen oder anders zu verhalten?
   - Welcher Gedanke würde helfen, mit der Situation in Ruhe umzugehen?
   - Was könntest du dir sagen, um dich in der Situation wohl zu fühlen?
   - Welcher Gedanke würde besser passen?
   - Welcher Gedanke würde alle Teile der Situation berücksichtigen?
   - Übe den Einsatz hilfreicher Gedanken in Problemsituationen.

Ein kleiner Tipp

Vielen Jugendlichen helfen für den Anfang beispielsweise auch Gedanken, wie:
- Reg dich nicht auf.
- Atme erstmal tief durch.
- Lass dich nicht aus der Ruhe bringen.
- Denke erst über eine gute Lösung nach.

5. *Übe den Einsatz von hilfreichen Gedanken:* Es ist nicht so leicht, immer hilfreiche Gedanken einzusetzen. Aber mit ein bisschen Geduld wirst du es lernen.

Ein kleiner Tipp

Manchen hilft es, eigene Vorsätze zu entwickeln, z. B.:
- Wenn mein Herz anfängt zu schlagen, nehme ich mir vor, einen klaren Kopf zu bewahren und in Ruhe nachzudenken.
- Wenn ich traurig oder enttäuscht bin, denke ich in Ruhe nach, wie ich das dem anderen erklären könnte.
- Wenn ich ausrasten will, überlege ich, ob sich das auch lohnt und ich mich danach ganz sicher besser fühlen werde.

5 **Erweitere deine Strategien im Umgang mit unangenehmen Gefühlen!** Um mit Situationen umzugehen, die heftige Gefühle bei dir auslösen, können unterschiedliche Strategien hilfreich sein. Einige Tipps haben wir für dich zusammengestellt. Denke auch hierbei daran, dass die Umsetzung schwieriger ist, als in der Theorie und du Geduld haben musst und durchhaltend sein solltest. Folgende Strategien haben sich bei zahlreichen Kindern und Jugendlichen als hilfreich erwiesen:

- *Handle problemorientiert:* Hast du bereits erkannt, welche Situation für dich immer wieder belastend ist, ist es wichtig, genau hierfür eine Lösung zu suchen, damit die Situation für dich nicht mehr belastend ist (Max zum Beispiel gerät immer wieder mit seinem Banknachbarn in der Schule in heftigen Streit. Er bittet daher um die Möglichkeit, sich an einen anderen Platz zu setzen und versucht, dem Nachbarn aus dem Weg zu gehen).

- *Lenk dich ab:* Ist eine Situation belastend für dich, kann es hilfreich sein, ganz bewusst etwas Angenehmes zu tun und sich so abzulenken (Lina zum Beispiel reagiert auf Konkurrenzsituationen sehr gereizt und angespannt. Als Strategie denkt sie bei Eintreten einer erhöhten Anspannung an ihr Pferd und die nächste Reitstunde. Wenn sich die Möglichkeit ergibt, malt sie auch, weil sie das so gerne macht).

© Klaus Gehrmann

- *Fördere eine positive Stimmung:* Ähnlich wie bei der Ablenkung geht es bei der Anhebung der Stimmung um Gedanken oder Erinnerungen, die du hervorrufen kannst, um dich glücklich oder fröhlich zu stimmen (Linus zum Beispiel fühlt sich in seiner Klasse oft einsam. Immer wenn er traurig wird denkt er an das nächste schöne Ereignis, z. B. Wochenende, Verabredung, Geburtstag, Ferien etc.).
- *Akzeptiere Situationen, die du nicht ändern kannst:* Manchmal lässt es sich nicht vermeiden, dass Situationen unangenehm sind oder Menschen nicht so reagieren, wie wir uns das wünschen. Dann kann es sinnvoll sein, das zu akzeptieren und „das Beste" daraus zu machen (Anna zum Beispiel ärgert sich oft, wenn sie ihrer Mutter etwas erzählen will und diese nicht zuzuhören scheint. Immer wenn die Mutter weggeht, denkt sich Anna, dass sie es ihr auch später noch erzählen kann oder sie überlegt sich, ihr Anliegen mit jemandem anderen zu besprechen).
- *Verabschiede dich von belastenden Situationen:* Manchmal hilft es, sich daran zu erinnern, dass Situationen vorübergehen und man sie auch vergessen darf (Leo denkt, wenn er gerade ärgerlich ist „das geht auch wieder vorbei. Ich kann das auch vergessen." Und Marius fühlt sich oft von seinem Vater nicht beachtet. Dann denkt er, „der Papa wird sich schon wieder entspannen und sich für mich interessieren.").

- *Versuche Situationen anders zu bewerten:* Viele Situationen sind nicht so schrecklich oder schlimm, wie sie im ersten Moment erscheinen. Dann kann es gut sein, sie nicht so wichtig zu nehmen oder auch die guten Dinge nicht zu vergessen (Claudius wird schnell wütend, wenn seine große Schwester noch nicht ins Bett gehen muss, er sich aber schon die Zähne putzen soll. Er denkt sich dann: „Naja, dann bin ich wenigstens schon mit allem fertig und die Zähne muss sie sich später eh auch noch putzen.“).
- *Schau dir schwierige Situationen genau an:* Nimm Situationen, die für dich ein Problem darstellen, genauer unter die Lupe und überlege, wie du in Zukunft damit umgehen kannst. Bei der Problemlösung geht es darum, herauszufinden, was genau das Problem ist und welches Ziel du erreichen willst, damit das Problem in Zukunft nicht mehr auftritt. Dann kannst du unterschiedliche Lösungswege sammeln und für jeden einzelnen Weg überlegen, welche Vor- und Nachteile sich ergeben. Findest du eine Lösung, bei dem die Vorteile überwiegen dann probiere aus, ob du diese Strategie in Zukunft anwenden kannst, damit dein Problem beseitigt wird. Die 15-jährige Nadja zum Beispiel hat das schon einmal gemacht:

Beispiel 5: Nadja

Was ist das Problem? Ich werde wütend, weil ich noch aufräumen soll, bevor ich zu meiner Freundin gehen darf.

Was willst du erreichen? Ich will schnell zu meiner Freundin gehen.

Welche Lösungswege fallen dir ein?

a. Ich könnte mich in meinem Zimmer einschließen und laut Musik anmachen, sodass ich meine Mutter nicht mehr höre.
b. Ich könnte meine Mutter einfach ignorieren und trotzdem zu Nadja gehen (ohne aufzuräumen).
c. Ich könnte schnell aufräumen.
d. Ich könnte meine Mutter bitten, erst später aufräumen zu müssen.

Was sind die Vor- und Nachteile für deine Lösungsvorschläge?

a. *Vorteil:* Ich muss das Generve meiner Mutter nicht ertragen. *Nachteile:* Ich komme nicht zu meiner Freundin. Ich bekomme wahrscheinlich noch mehr Stress.
b. *Vorteil:* Ich käme schnell zu meiner Freundin. *Nachteile:* Ich bekäme richtig viel Ärger und wahrscheinlich Hausarrest, sodass ich meine Freundin in Zukunft weniger sehen kann.
c. *Vorteile:* Meine Mutter würde wahrscheinlich Ruhe geben und wäre zufrieden. Das Zimmer wäre aufgeräumt. *Nachteile:* Ich müsste trotzdem erst aufräumen und käme etwas später als geplant zu meiner Freundin.
d. *Vorteil:* Ich könnte schnell zu meiner Freundin. *Nachteile:* Meine Mutter würde mit mir sehr lange diskutieren und wahrscheinlich trotzdem Nein sagen. Ich müsste später noch aufräumen.

Welche Lösung ist mit dem geringsten Stress für dich verbunden? Welche möchtest du beim nächsten Mal ausprobieren? Wahrscheinlich überwiegen die Vorteile nur im dritten Beispiel.

Welches Hindernis könnte sich bei der Umsetzung in den Weg stellen? Ein Hindernis könnte z. B. sein, dass das Aufräumen länger dauert, als gedacht.

Hast du mit dem ausprobierten Lösungsweg dein Problem gelöst? Ja, ich durfte nach dem Aufräumen zu meiner Freundin. Es hat noch ein bisschen lange gedauert mit dem Aufräumen. Hierfür wäre noch eine Verbesserung wünschenswert.

- *Mach dich stark für stressige Situationen:* Oft hilft es, wenn man weiß, was einem in stressigen Zeiten hilft. Sogenannte Skills (Fertigkeiten/geeignete Strategien) kannst du in Krisen einsetzen, wenn unangenehme Gefühle auftreten und Situationen nicht sofort zu verändern sind. Im Folgenden listen wir einige Stresstoleranz-Skills auf, die du einmal ausprobieren könntest:
  - *Ablenkung:* Willst du belastende Situation nicht mehr als so belastend erleben und dich innerlich distanzieren, kannst du dich durch anstren-

gende Aktivitäten oder die Beschäftigung mit Themen, die Aufmerksamkeit einfordern, ablenken.

- *Beruhigung:* Bist du sehr angespannt, kannst du dich beruhigen, indem du alle deine Sinne achtsam auf das hier und jetzt fokussierst, indem du dich bewusst darauf konzentrierst, was du siehst, hörst, riechst, schmeckst, spürst.
- *Veränderung des Augenblicks:* Fühlst du dich nicht wohl, kannst du den aktuellen Augenblick beispielsweise auch durch eine Entspannungsübung, Fantasiereise oder Selbstermutigung verändern.
- *Pro-Contra-Abwägung:* Willst du Abstand zu einer anstrengenden Situation gewinnen und eine Entscheidung aus der Distanz treffen, kannst du erstmal in Ruhe die positiven und negativen Konsequenzen von Lösungswegen abwägen und überlegen, welche dir kurz- und auch langfristig am besten helfen können.
- *Lenkung der Aufmerksamkeit:* Fühlst du dich durch negative Gedanken oder Gefühle gestört, lenke deine Aufmerksamkeit durch Achtsamkeitsübungen (z. B. achtsam auf den Körper oder den Atem achten) auf etwas anderes.

Weil jeder Mensch unterschiedliche Strategien als hilfreich erlebt, kann es sinnvoll sein, wenn du dir einen eigenen „Werkzeugkoffer“ oder eine „Trick-Kiste“ zusammenstellst. Hierbei geht es darum, für unterschiedliche Situationen hilfreiche Strategien zur Emotionsregulation zu sammeln. Einige Beispiele findest du in Tabelle 4.

Tabelle 4: Beispiele für „Werkzeugkoffer"

Trick-Kiste von Anna (6 Jahre)	• Ich spiele mit meinem Teddy und erzähle ihm von meinem Kummer • Ich gehe in mein Zimmer und höre eine Kassette • Ich erfrische mein Gesicht mit kaltem Wasser • Ich knautsche meinen Knautschball • Ich atme tief ein, halte die Luft an und lass dann alles wieder raus • Ich denke an mein Kaninchen • Ich frage Mama, ob sie mir hilft • Ich rege mich alleine in meinem Zimmer ab • Ich trinke eine Bitzelbrause und denke mir, dass das meine Lachmedizin ist
Werkzeugkoffer von Louis (11 Jahre)	• Ich schaue mir mein Bundesligaheft an • Ich spiele mit Lego • Ich denk an meine Erfolge beim Fußball • Ich geh in den Hof und übe Torwandschießen • Ich mach ein paar Kraftübungen • Ich denk mir: „Reg dich nicht auf", oder „Das geht schon wieder vorbei", oder „Kann ich das schaffen? Ja, ich kann das schaffen!!!" • Ich beiß' die Zähne zusammen • Ich frag Jonas, was er an meiner Stelle machen würde • Ich konzentriere mich auf mein Shamballa-Armband
Tool-Box von Leopold (17 Jahre)	• Ich höre Musik, die mich runterbringt • Ich bewege mich • Ich hinterfrage, ob meine Gefühle oder Gedanken passend sind • Ich verabrede mich zum chillen • Ich wechsle den Ort • Ich konzentriere mich auf was anderes • Ich beruhige mich und sage mir, dass das nicht so dramatisch ist • Ich überlege erst, was eine gute Lösung ist, um keine Nachteile zu haben • Ich bring mich in Sicherheit, damit ich nicht explodiere

6 **Erweitere deine Strategien zur Selbstbeobachtung!** Überprüfe deine Strategien zur Selbstregulation. Hierzu kannst du auf einer Tagebuchkarte belastende Situationen und die Art, wie du damit umgegangen bist, registrieren. Dann wertest du aus, ob sie erfolgreich waren. Um dich selbst zu beobachten kannst du aufschreiben, wie oft du eine bestimmte Strategie eingesetzt hast. So findest du heraus, was besonders hilfreich oder leicht umsetzbar ist.

7 **Verbessere deinen Tagesrhythmus und den Schlaf!** Untersuchungen haben gezeigt, dass Kinder und Jugendliche emotional ausgeglichener sind, wenn sie einen gesunden, ausreichenden und erholsamen Schlaf genießen. Regelmäßige Bett-, Aufwach- und Mahlzeiten und eine bewegungsreiche Tagesgestaltung können den Schlaf verbessern. Vor allem Sonnenlicht am Vormittag ist ein wichtiger Zeitgeber für die innere Uhr und regt den Schlaf am Abend an. Du könntest also zu Fuß oder mit dem Fahrrad zur Schule gehen. Umgekehrt kann ein gestörter Schlaf-Wach-Rhythmus oder Schlafmangel zu einer erhöhten Gereiztheit und Konzentrationsstörungen führen. Abendliches Licht und Lärm, häufige Infekte, Stress und übermäßiger Konsum von Unterhaltungselektronik hingegen erhöhen das Risiko für die Entwicklung von Schlafstörungen. Um Schlafprobleme zu reduzieren, solltest Du folgende Regeln berücksichtigen:

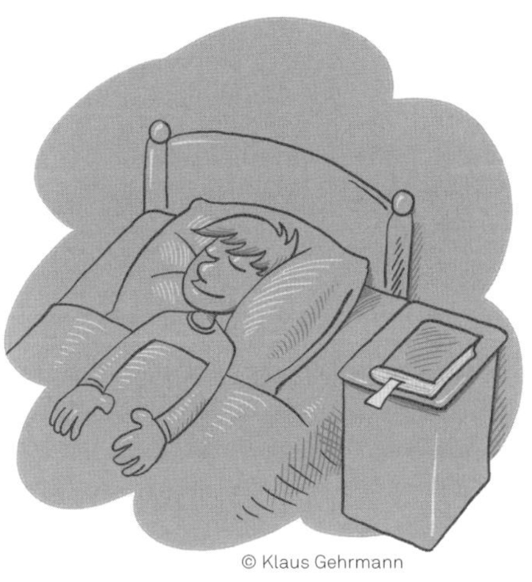

© Klaus Gehrmann

- Ruhige, abgedunkelte, angenehm temperierte Schlafumgebung (16 bis 18° C; nicht zu warm!).
- Aktivitäten vor Zubettgehen reduzieren.
- Kein Fernsehen/Computerspielen vor dem Zubettgehen.
- Kein Alkohol, Koffein, schwere Mahlzeiten vor dem Zubettgehen.
- Das Ritual des Zubettgehens gestalten, auch im Jugendalter.
- Bei nächtlichem Aufwachen kein helles Licht, nicht essen/rauchen.

- Nachts nicht auf die Uhr sehen.
- Einhaltung regelmäßiger Rhythmen (Aufstehen zu fester Zeit), möglichst ohne Ausnahmen auch am Wochenende.
- Morgens dem Tageslicht aussetzen (Jalousien geöffnet).
- Schlaf tagsüber nur sehr eingeschränkt.
- Das Bett zum Schlafen nutzen (also NICHT darin spielen, Handy nutzen, fernsehen, Hausaufgaben machen, Bett als Bestrafung etc.).

Neben diesen grundlegenden Verhaltensregeln kann bei sehr ausgeprägten, hartnäckigen Ein- und Durchschlafstörungen vorübergehend auch eine medikamentöse Behandlung oder Lichttherapie helfen. Das sollte dann ein Facharzt für Kinder- und Jugendpsychiatrie mit dir besprechen.

7 Was können Eltern tun?

Sind Sie Mutter oder Vater eines Kindes, das Probleme hat, seine Emotionen zu regulieren? Sehen Sie sich im Umgang mit Ihrem Kind mit ständig neuen Herausforderungen konfrontiert? Und führt die Störung der Emotionsregulation Ihres Kindes dazu, dass auch Sie sich oft in einem Wechselbad der Gefühle erleben? Erkennen Sie möglicherweise eigene Probleme im Verhalten Ihres Kindes wieder?

Eltern von Kindern mit einer Störung der Emotionsregulation berichten häufig, dass sie, obwohl sie ihr Kind sehr gut kennen, ständig mit neuen Situationen und Launen konfrontiert werden, die eine schnelle Reaktion erfordern, um weiteren Schaden abzuwenden. Die hohe Impulsivität und Unruhe führen dazu, dass Situationen kaum voraussehbar und Krisenvorkehrungen entsprechend selten getroffen werden können. Oft zeigt das Kind in einer Krisensituation auch eine reduzierte Ansprechbarkeit, was dazu führt, dass wohl gemeinte Unterstützungsangebote (z. B. Versuche, das Kind zu beruhigen oder abzulenken) nicht angenommen werden.

Viele Eltern berichten auch, dass durch die schnellen Schwankungen und außergewöhnliche Heftigkeit, in der die veränderte Stimmung auftreten kann, oft keine Zeit bleibt, einen ersehnten Abstand zu gewinnen und neue Möglichkeiten des Umgangs zu durchdenken. Sie fühlen sich dem Strudel der Stimmungsschwankungen hilflos ausgesetzt, was perspektivisch auch zu einem reduzierten Zutrauen in die eigenen pädagogischen Fähigkeiten führen kann.

Neben all der Anstrengung, die der Umgang mit dem Kind abverlangt, empfinden viele Eltern ein großes Mitleid mit ihrem Kind, weil es oft so unglücklich und emotional belastet scheint. Vor allem dann, wenn sie die Erfahrung machen, dass Ermutigungen und Zuwendungen, die sie ihrem Kind entgegenbringen oft abgelehnt werden oder nicht zu einer längeren emotionalen Stabilisierung beitragen, kann es sein, dass sie sich noch hilfloser fühlen. Eine Verunsicherung der Eltern-Kind-Beziehung erfolgt mitunter, weil sich das Kind in Krisensituationen beleidigend, respektlos oder ablehnend gegenüber seinen Eltern verhält, und sich diese abgelehnt fühlen.

Wie geht es Ihnen, wenn Sie an Reaktionen Dritter denken? Betroffene Eltern berichten oft mit Vorwürfen, Beschwerden oder genervten Blicken im sozialen Umfeld konfrontiert zu sein. Selten erhalten sie aufbauende und wertschätzende Rückmeldungen, was zudem demotivierend und selbstwertreduzierend ist.

Sollten Sie sich durch die eine oder andere Beschreibung in diesem Kapitel an Ihre eigene Situation erinnert fühlen, wollen wir Sie ermutigen, sich weiterhin mit der Lektüre dieses Ratgebers zu beschäftigen. Mit der Erkenntnis, dass Sie besondere Herausforderungen im Alltag zu bewältigen haben und der Auseinandersetzung mit möglichen Hilfen, schlagen Sie den Weg in Richtung einer hilfreichen Entlastung ein.

Wenn Sie Mutter oder Vater eines Kindes mit einer Störung der Emotionsregulation sind, können Sie einiges tun, um Ihr Kind zu unterstützen. Zunächst empfehlen wir Ihnen, sich ausführlich die Empfehlungen, die wir Ihrem Kind im vorangegangenen Kapitel gegeben haben, durchzulesen. Selbstverständlich sind nicht alle Strategien und Tipps für jedes Kind umsetzbar. Entsprechend seines Alters und der individuellen Verhaltensproblematik sind einzelne Strategien anzupassen.

Die Probleme bleiben jedoch oft aufgrund ungünstiger Bedingungen innerhalb und außerhalb der Familie bestehen. Dazu gehören beispielsweise nicht wirksame Erziehungsmaßnahmen (z. B. Nachgeben bei einem Wutausbruch des Kindes) oder ungünstige Kommunikationsstrategien (z. B. häufige Vorwürfe und Schuldzuweisungen), die Störungen der Emotionsregulation begünstigen oder aufrechterhalten. So können Sie, als „Experte“ für Ihr Kind, eine wichtige Unterstützung sein. Hierbei kommt der Anleitung angemessener Emotionsregulationsstrategien aber auch dem Vorleben als kompetentes Modell durch Sie ein großer Einfluss zu.

Bevor wir Ihnen im Weiteren noch mehr Anregungen geben, möchten wir Sie jedoch darauf hinweisen, dass Sie bei der Umsetzung der Strategien einen langen Atem und hinsichtlich einer Verbesserung Geduld aufbringen sollten und sich auch weiterhin auf Höhen und Tiefen einstellen müssen.

1 **Bemühen Sie sich um ein Verständnis für die Probleme Ihres Kindes!** Wenn Sie diesen Ratgeber von Beginn an gelesen haben, sind Sie bereits über die Symptome, Zusammenhänge mit weiteren Problemen sowie über die Gründe für die Entstehung und Aufrechterhaltung der Probleme informiert. Das kann Ihnen helfen, weder dem Kind noch sich selbst die Schuld für die bestehenden Probleme zuzuschreiben. Es kann neben der selbst erarbeiteten Lektüre jedoch auch sehr sinnvoll sein, sich mit einem Experten zu beraten. Das können Kinder- und Jugendpsychiater oder Kinder- und Jugendlichenpsychotherapeuten sein, die in der Diagnostik und Behandlung von Störungen der Affektregulation ausgebildet wurden. Vor allem bei schwerwiegenden Problemen kann es sehr entlastend sein, sich nicht alleine um eine Besserung zu bemühen.

2 **Beobachten Sie Ihr Kind genau und versuchen Sie, Trigger zu erkennen, die negativen Gefühlsausbrüchen vorausgehen!** Um Ihr Kind im Einsatz hilfreicher Emotionsregulationsstrategien zu unterstützen, ist es hilfreich, wenn Sie als Elternteil Hinweissignale, die den problematischen Situationen in der Regel vorausgehen, rechtzeitig wahrnehmen und als „Trigger" identifizieren. Können typische Situationen (z.B. Misserfolgserlebnisse, Leistungsanforderungen), Interaktionen (z.B. mit Geschwistern, Konkurrenten) oder Konstellationen (z.B. Dreier-Konstellationen, Konstellationen mit älteren Kindern) als besonders belastend und häufig auslösend für das Auftreten problematischen Verhaltens identifiziert werden, ist es möglich, hierfür konkrete Möglichkeiten zur Anleitung eines angemessenen Umgangs und einer Steuerung durch Bezugspersonen erarbeitet werden. Signale einer erhöhten Gereiztheit, Anspannung oder Erregung können auf verbaler Ebene (z.B. Wortwahl, Lautstärke) und nonverbaler Ebene (z.B. Gestik: Drohgebärden; Mimik: Stirnrunzeln; Körpersprache: Anspannung, Nervosität; Verhalten: Rückzug, Getriebenheit) beobachtbar sein. Zur Sensibilisierung der Wahrnehmung von Signalen empfehlen wir Ihnen, Beobachtungsprotokolle oder Tagebuchkarten zu führen (vgl. Vorlagen im Anhang des Ratgebers, S. 52 und S. 53). Diese können dann gemeinsam ausgewertet werden und als Grundlage für die Erarbeitung angemessener Strategien genutzt werden.

3 **Leiten Sie Ihr Kind beim Einsatz angemessener Strategien im Umgang mit Emotionen an!** Sinnvoll ist es, wenn Sie sich regelmäßig mit Ihrem Kind zusammensetzen und in einer ruhigen Atmosphäre schwierige Situationen auswerten und alternative Lösungsmöglichkeiten erarbeiten. Da es den Kindern und Jugendlichen jedoch oft schwerfällt, sich im Zustand der Erregung an all die Strategien zu erinnern, kann eine Veränderung in typischen Konfliktsituationen häufig nur durch eine konkrete Unterstützung (z. B. durch einen Hinweisreiz, ein Signalwort, eine Unterstützung beim Innehalten, um nach einer geeigneten Lösung zu finden) durch Sie als Elternteil gelingen. Vor allem jüngere Kinder und am Beginn des Trainings neuer Strategien profitieren Kinder und Jugendliche von engagierten Eltern:

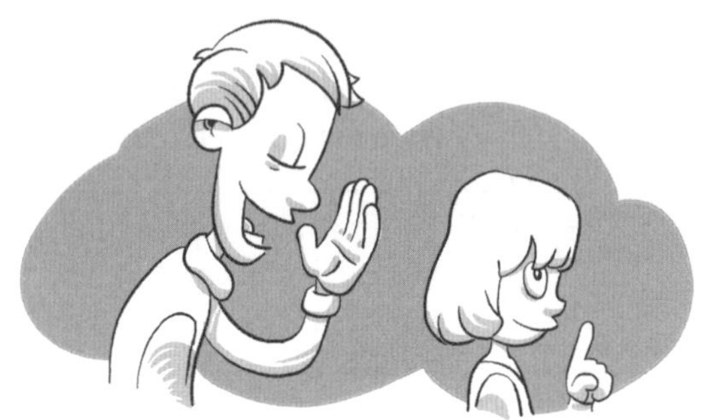
© Klaus Gehrmann

- *Verstärken Sie Ihr Kind, wenn es sich angemessen verhält und wenn es versucht, seine Gefühle besser zu regulieren.* Positive Verstärkung, also Lob, Anerkennung und Belohnung als Reaktion auf angemessenes und erwünschtes Verhalten motiviert Ihr Kind das entsprechende Verhalten häufiger zu zeigen. Außerdem fördert eine entsprechend positive Verstärkung bei Ihrem Kind ein positives Selbsterleben und Zutrauen in die eigenen Kompetenzen. Geben Sie Ihrem Kind aber nicht nur für angemessenes Verhalten eine positive Rückmeldung, sondern vor allem dann, wenn es angemessene Strategien zur Selbstregulation einsetzt, beispielsweise wenn es sich eine Auszeit nimmt, wenn es um Unterstützung bittet, sich selbst ablenkt oder wenn es aktive Schritte der Problemlösung unternimmt.
- *Erarbeiten Sie mit Ihrem Kind konkrete Regeln, um Situationen zu entschärfen, in denen das Problemverhalten gehäuft auftritt.* Konnten durch Ihre Beobachtungen Situationen identifiziert werden, in denen es häufig zum Auftreten problematischen Verhaltens kommt, empfiehlt es sich, für den Umgang mit genau diesen Situationen

Regeln zu erarbeiten. Diese können Sie mit Ihrem Kind in einem ruhigen Moment formulieren, sodass alle Beteiligten für die Zukunft wissen, „Was passiert, wenn ..." (z. B.: erhält Max bei starker Gereiztheit einen Hinweis durch Mama, beispielsweise in Form einer gelben Karte). Der Hinweis bedeutet, dass Max nun eine passende Strategie einsetzen soll, um sich zu beruhigen (z. B. sich eine Auszeit nehmen oder sich an eine Selbstberuhigungsstrategie erinnern), oder dass bei starker Gereiztheit keine Gespräche geführt werden, sondern das Kind bzw. der/die Jugendliche ignoriert wird, bis es bzw. er/sie wieder zu einer angemessenen Kommunikation bereit ist. Von zentraler Bedeutung für die Wirksamkeit von Familienregeln ist, dass die Vereinbarungen umsetzbar sind und dass konsequent mit den vereinbarten Konsequenzen bei erwünschtem oder unerwünschtem Verhalten umgegangen wird. Damit dies gelingt, empfehlen wir nicht zu viele Regeln auf einmal aufzustellen und typische Konfliktsituationen schrittweise in den Fokus zu nehmen.

- *Helfen Sie Ihrem Kind, Probleme zu lösen.* Eine effektive Problemlösung ist im emotional erregten Zustand nicht möglich. Geben Sie daher Ihrem Kind die Möglichkeit und Zeit, sich alleine zu regulieren, ohne sofort eine passende Lösung anstreben zu wollen. In beruhigtem Zustand können Sie dann mit Ihrem Kind strukturiert und lösungsorientiert analysieren, was zu dem Erregungszustand geführt hat und wie Ihr Kind oder Sie gemeinsam mit Ihrem Kind in Zukunft mit einer vergleichbaren Situation besser umgehen können. Um zu einer passenden Lösung zu kommen, empfehlen wir Ihnen, sich die Anleitung zur Problemlösung, wie wir sie im vorangegangenen Kapitel für Ihr Kind formuliert haben, zugrunde zu legen und sich an dem Vorgehen zu orientieren (zur Erinnerung: Beschreibung des Problems/Formulierung des Ziels, Sammeln von Lösungsmöglichkeiten, Abwägung der Vor- und Nachteile, Auswahl der passendsten Lösungsmöglichkeit, Umsetzung der Lösung, Auswertung).
- *Helfen Sie Ihrem Kind, seine Gefühle besser zu regulieren.* Ihr Kind soll lernen, belastende Emotionen wahrzunehmen und möglichst früh zu erkennen, um im Weiteren selbstwirksam angemessene Strategien für den Umgang mit diesen Emotionen einzusetzen. Sie können Ihr Kind in der Selbstwahrnehmung unterstützen, indem Sie bei

Anzeichen einer erhöhten Gereiztheit, Anspannung oder Erregung möglichst einfache, kurze, klare Rückmeldungen geben und es darauf hinweisen, sich selbst zu regulieren. Sinnvoll ist es, dieses Vorgehen mit dem Kind in einem ruhigen Moment zu besprechen, damit es sich nicht gemaßregelt und angegriffen fühlt, sondern Ihre Unterstützung als Hilfestellung versteht. Auf der verbalen Ebene sind zum Beispiel Hinweise wie: „Achtung; denk an deinen Ton; amte tief durch; überlege, was du sagen willst; mach eine Pause; denk an deinen Strategien-Koffer und überlege, was du einsetzen kannst" denkbar. Nonverbal können auch Hinweise wie: Auszeit- oder Ruhezeichen mit den Händen; Aufzeigen einer Signalkarte hilfreich sein. Wichtig ist, dass Sie den Hinweis neutral und ohne negative Emotionen an Ihr Kind richten.

- *Bleiben Sie ruhig und versuchen Sie Ihre eigenen Gefühle zu regulieren, wenn Ihr Kind sehr erregt ist.* Im Falle hoher Erregung und Anspannung wird Ihr Kind in der Regel kaum oder gar nicht mehr empfänglich für Hinweise zur Selbstregulation sein. Auch wenn diese Situationen sehr anstrengend für Sie als Elternteil sind sollten Sie aufgrund einer oft erhöhten Gefahr zu Eigen- oder Fremdgefährdung in der Nähe Ihres Kindes bleiben. Da Ihr Kind jedoch Zeit benötigt, um sich zu regulieren und Gesprächs- und Kontaktversuche oft zu einer Verstärkung der Erregung führen, ist es wichtig, dem Kind möglichst wenig zusätzliche Aufmerksamkeit (z. B. durch Klärungsversuche, Ansprache, Beruhigung) in der Situation zu schenken. Bleiben Sie ruhig und versuchen Sie eigene Emotionen zu regulieren. Auch wenn es manchmal schwerfällt, sind Sie so das beste Modell für angemessenes deeskalierendes Verhalten.
- *Beobachten Sie Ihre eigenen Strategien der Emotionsregulation.* Wenn Sie Probleme der Emotionsregulation auch bei sich selbst kennen, finden Sie es vielleicht manchmal besonders herausfordernd, mit den intensiven Gefühlen und Stimmungsschwankungen Ihres Kindes umzugehen. Dann ist es ratsam, sich mit Ihren eigenen Emotionsregulationsstrategien zu beschäftigen und diese ggf. zu erweitern. In konkreten Stresssituationen kann es Ihnen helfen, die Anspannung durch selbstberuhigende Instruktionen, wie: „*Ich bleibe ruhig und gelassen*", „*Wenn ich mich jetzt aufrege, hilft das Niemandem weiter*", „*Später finden wir sicher eine geeignete Lösung*"; oder körper-

bezogene Strategien der Entspannung oder Atmung zu reduzieren. Überlegen Sie in einer ruhigen Situation, wie Sie Ihre eigenen Emotionen regulieren können, um auf die emotionale Erregung Ihres Kindes besser reagieren zu können. Dabei ist es hilfreich, folgende Überlegungen anzustellen: Gibt es Situationen, die einen Umgang mit einem Gefühlsausbruch Ihres Kindes besonders schwermachen (z. B. wenn Sie selber gerade ärgerlich sind) oder in denen Sie besonders geduldig reagieren? Wie unterscheiden diese Situationen sich? Gibt es angenehme Tätigkeiten in Ihrem Alltag (z. B. Sport), bei denen Sie „abschalten" und Stress abbauen können?

4 **Schulen Sie Ihr Kind in einer angemessenen Wahrnehmung von anderen!** Neigt Ihr Kind dazu, das Verhalten anderer nicht angemessen zu interpretieren (häufig fühlen sich Kinder z. B. schnell angegriffen oder missverstanden), ist es wichtig, das Kind darin zu schulen, die Perspektive des Gegenübers einzunehmen und ein Verständnis für dessen Motive zu entwickeln. Hierbei können Sie als positives Modell vorangehen, indem Sie mit Ihrem Kind in Ruhe reden und die unterschiedlichen Blickwinkel beleuchten. Manchmal lassen sich so typische Denkfehler, wie wir Sie bereits aufgeführt haben, aufdecken und alternative Interpretationsmöglichkeiten entwickeln. Vielen Kindern fällt es zunächst schwer, über ihre Emotionen, Belastungen oder Bedürfnisse zu sprechen. Ermuntern Sie Ihr Kind dazu, seine Gefühle zu zeigen und auszusprechen und zeigen Sie ihm, dass Sie seine Gefühle ernst nehmen. Wenn Sie Ihrem Kind Interesse entgegenbringen und es wertfrei ermutigen über das, was es belastet, zu sprechen, kann das förderlich sein. Hierbei sollten Sie Ihrem Kind auf Augenhöhe begegnen und ihm den Raum lassen, den eigenen Standpunkt darzulegen. Seien Sie im Gespräch Ihrem Kind ein Modell, indem Sie in der „Ich-Form" über Ihre eigenen Gefühle, Wünsche und Bedürfnisse sprechen. Problematisch können Formulierungen sein, durch die sich das Kind herabgesetzt fühlt, wie Verallgemeinerungen (z. B. immer, nie, grundsätzlich, mal wieder, ständig), Vorwürfe, Schuldzuweisung, Kritik oder Bevormundung.

5 **Unterstützen Sie Ihr Kind bei der Wiedergutmachung!** Konnten problematische Situation nicht durch einen rechtzeitigen Einsatz unterschiedlicher Maßnahmen abgewendet werden, ist eine möglichst zeitnahe

Klärung erforderlich (z. B. Maßnahmen zur Entschuldigung oder Wiedergutmachung). Auf diese Weise kann mit einer Situation abgeschlossen werden, ohne dass negative Gefühle (z. B. ein schlechtes Gewissen) bestehen bleiben. Entsprechende Wiedergutmachungen fallen Kindern oft schwer. In der Fähigkeit, den ersten Schritt zu machen, können Sie Ihr Kind unterstützen, indem Sie auf das Kind zugehen, zur Wiedergutmachung anleiten und ihm signalisieren, dass Sie stolz auf Ihr Kind sind, wenn es diesen Schritt macht.

6 **Schaffen Sie Voraussetzungen für einen gesunden Schlaf!** Da ein gesunder, ausreichender und erholsamer Schlaf zu einer emotionalen Ausgeglichenheit beiträgt, sollten Sie mit Ihrem Kind klare Vereinbarung zur „Schlafhygiene" treffen. Ausführlich haben wir diese bereits im vorangegangenen Kapitel für Ihr Kind formuliert. Daher möchten wir Sie an dieser Stelle nur daran erinnern, dass es sehr unterstützend sein kann, wenn Sie als Elternteil, z. B. durch Bettgeh-Rituale, den Rahmen dafür schaffen und Ihr Kind konsequent in der Einhaltung der Regeln begleiten.

7 **Kooperieren Sie mit Personen, die Ihr Kind regelmäßig betreuen, und tauschen Sie sich mit diesen offen aus!** In der Regel werden Kinder und Jugendliche über einen langen Zeitraum des Tages durch weitere Bezugspersonen betreut. Pädagogen (z. B. Erzieher, Lehrkräfte) sind dabei ebenso wie Sie als Eltern mit den Problemen der Emotionsregulation konfrontiert. Um ein gemeinsames Konzept und eine allumfassende Unterstützung des Kindes zu gewährleisten, sind ein transparenter Umgang mit den Problemen, ein enger Austausch und eine gute Kooperation aller Beteiligten sehr empfehlenswert. Wir wollen Sie daher an dieser Stelle zu einer entsprechenden Offenheit ermutigen. Oft kann es helfen gemeinsam über eine angemessene Unterstützung zu

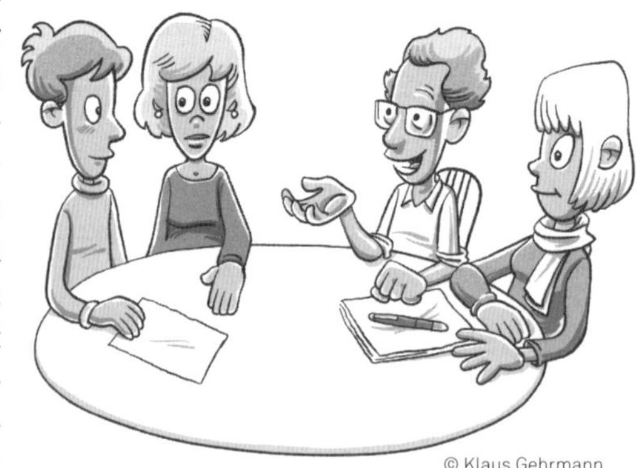
© Klaus Gehrmann

beraten. Das kann beispielsweise der Austausch mit dem Schulsozialarbeiter, Schulpsychologen oder einer Erziehungsberatungsstelle sein.

8 **Suchen Sie gegebenenfalls therapeutische Unterstützung, wenn Sie nicht weiterkommen!** Vielleicht fällt es Ihnen bisweilen schwer, mit Ihrem Kind hilfreiche Strategien für unterschiedliche Situationen zu erarbeiten. Sollten Sie mit den Anregungen, die wir für Ihr Kind bereits ausführlicher beschrieben haben, keinen Erfolg haben, kann es sinnvoll sein, therapeutische Unterstützung zu suchen. In enger Zusammenarbeit können Sie mit einem Experten die Gründe für Hindernisse reflektieren und individuelle Lösungsansätze erarbeiten. Manchmal fällt es Familien leichter, wieder in eine positive Kommunikation und Interaktion zu kommen, wenn Anregungen von neutraler Seite gegeben werden.

8 Was können Lehrkräfte und Erzieher tun?

Sind Sie im Rahmen Ihrer pädagogischen Arbeit mit der Förderung und Begleitung eines Kindes oder eines/einer Jugendlichen betraut, das bzw. der/die unter ausgeprägten Stimmungsschwankungen, starken Gefühlen des Ärgers oder der Traurigkeit und einer erhöhten Erregbarkeit leidet? Sehen Sie sich oft mit einer erhöhten Reizbarkeit oder Wutanfällen konfrontiert, die den Umgang und den Zugang zu dem Betroffenen erschweren oder durch die auch andere in Mitleidenschaft gezogen werden? Vielleicht haben Sie auch schon einmal daran gezweifelt, ob der aktuelle Rahmen, indem Sie mit dem Kind bzw. dem/der Jugendlichen arbeiten, den Herausforderungen gerecht wird? Häufig berichten betroffene Bezugspersonen von einer großen Hilf- und Ratlosigkeit, weil bisherige Maßnahmen nicht oder unzureichend zu einer Stabilisierung beigetragen haben und sich die Zusammenarbeit mit den Kindern und Eltern als schwierig oder sehr aufwändig gestaltet.

Der Umgang mit Kindern und Jugendlichen, die unter einer Störung der Emotionsregulation leiden, ist oft schwierig und stellt im Kontext großer Gruppen eine große Herausforderung dar. Oft werden die Kinder und Jugendlichen als anstrengend erlebt, fällt es schwer, ihr Verhalten einzuschätzen und einen passenden Umgang zu finden. Wir hoffen, dass Ihnen die Lektüre dieses Ratgebers hilft, betroffene Kinder und Jugendliche besser zu verstehen und gleichzeitig auch die Grenzen der eigenen Belastbarkeit ernst zu nehmen.

Viele der Strategien, die wir in ausführlicher Weise für die Kinder und auch die Eltern formuliert haben, können auch im pädagogischen Alltag angeleitet werden und hilfreich sein. Das kann aufgrund des in der Regel pädagogischen Gruppensettings, und der damit verbundenen Notwendigkeit, sich um viele Kinder und Jugendliche kümmern zu müssen sowie der reduzierten zeitlichen Ressourcen, mitunter erschwert sein. Dennoch profitieren die Kinder und Jugendlichen sehr davon, wenn Sie als Lehrkraft oder als Erzieherin bzw. Erzieher als positives Vorbild das Kind oder den Jugendlichen bzw. die Jugendliche beim Trainieren angemessener Emotionsregulationsstrategien unterstützen und mit einer dem Kind zugewandt-empathischen Haltung in konkreten Situationen mit ihm/ihr Bewältigungsmöglichkeiten für intensive Emotionen erarbeiten. Wie den Eltern empfehlen wir auch Ihnen, einen offenen Austausch und Transparenz hinsichtlich bestehender Probleme und ermutigen wir Sie, in eine enge Kooperation mit der Familie und ggf. weiteren Instanzen zu treten.

9 Wie können Psychotherapeuten helfen?

Zeigt sich das Kind über einen längeren Zeitraum emotional beeinträchtigt, formuliert es selbst einen starken Leidensdruck, ist es in seinem Alltag durch die bestehenden Probleme stark beeinträchtigt, signalisiert das pädagogische Umfeld einen Handlungsbedarf oder ergeben sich weitere Hinweise, die Anlass zur Sorge geben, sollte in jedem Fall ein Experte für psychische Störungen des Kindes- und Jugendalters aufgesucht werden.

Dies können neben Kinder- und Jugendpsychiatern insbesondere auch Kinder- und Jugendlichenpsychotherapeuten sein. Jeder Behandlung ist eine diagnostische Abklärung vorangestellt, für die entsprechende Experten besonders ausgebildet sind. Besteht nach diagnostischer Abklärung der Hinweis auf das Bestehen einer psychischen Störung, ist in der Regel eine psychotherapeutische Maßnahme empfehlenswert. Jede Psychotherapeutin bzw. jeder Psychotherapeut ist dazu verpflichtet, Betroffene und ihre Bezugspersonen über Behandlungsmöglichkeiten und -alternativen sowie über die Rahmenbedingungen einer Behandlung aufzuklären. Hierbei gilt es auch, über unterschiedliche therapeutische Möglichkeiten (ambulant, tagesklinisch, stationär) zu informieren.

Der Schwerpunkt der Behandlung von Störungen der Emotionsregulation ist die Psychotherapie. Insbesondere empfiehlt sich die Inanspruchnahme einer Verhaltenstherapie. Es ist aber möglich, dass Kinder oder Jugendliche so reizbar, impulsiv oder depressiv sind, dass die psychotherapeutische Begleitung alleine nicht ausreicht. Ergänzend kann dann eine medikamentöse Behandlung durch einen Kinder- und Jugendpsychiater sinnvoll sein. Je nach Symptomatik kommen hierfür z.B. Medikamente infrage, die ursprünglich zur Behandlung von ADHS entwickelt und erprobt wurden. Diese sogenannten Psychostimulanzien (wie der Wirkstoff Methylphenidat) haben auch eine nachgewiesene positive Wirkung auf Reizbarkeit und Impulsivität. Bei ausgeprägter Traurigkeit und Depressivität, aber auch bei großer Ängstlichkeit kann eine Behandlung mit modernen Antidepressiva, den sogenannten Serotonin-Wiederaufnahmehemmern (SSRI), sinnvoll sein.

Anhang

Literaturempfehlungen

Zitierte Literatur

Holtmann, M., Legenbauer, T. & Grasmann, D. (2017). *Störungen der Affektregulation.* Göttingen: Hogrefe.

Materialien zur Unterrichtsgestaltung

Für Lehrkräfte gibt es Materialien zur Unterrichtsgestaltung unter dem Motto „Nicht ganz normal?“ sowie Tipps für den Umgang mit Stimmungstiefs in der Schule. Diese können beim Deutschen Bündnis gegen Depression per E-Mail angefordert werden: info@buendnis-depression.de.

Bilderbücher und Bücher für Kinder und Jugendliche

Geißler, D. (2012). *Wohin mit meiner Wut?* Bindlach: Loewe.
Van Hout, M. (2012). *Freunde.* Zürich: Aracari.
Van Hout, M. (2012). *Heute bin ich.* Zürich: Aracari.
Kiefer, K. (2011). *Die Muddeldings. Chaos im Kinderzimmer.* Oldenburg: Lappan.
Larrondo, V. & Desmarteau, C. (2012). *Als Mama noch ein braves Mädchen war.* Zürich: Bajazzo.
Oldland, N. (2013). *Der große Bär.* Berlin: Jacoby & Stuart.
Schreiber-Wicke, E. & Holland, C. (2002). *Der Neinrich.* Stuttgart: Thienemann.
Schwarz, B. & Tophoven, M. (2004). *Das kleine Wutmonster.* Berlin: Annette Betz.

Selbstbeobachtungsbogen für Eltern und Bezugspersonen		
A **Ausgangssituation**	**B** **Bewertung/Gedanken**	**C** **Konsequenzen** **a) Gefühle** **b) Verhalten**
Beschreiben Sie die Situation, die zum Problemverhalten Ihres Kindes geführt hat.	Was haben Sie in dem Moment gedacht? Welche Überzeugungen haben Sie in Bezug auf die Situation?	Was haben Sie in der Situation gefühlt? Wie stark waren die Gefühle?* Wie haben Sie reagiert?
✎	✎	✎
		✎
* von 0 = gar nicht stark bis 10 = sehr stark		

Tagebuchkarte zum Auftreten von Problemverhalten und belastenden Gefühlen

Einschätzung für den: ____________________(Datum)

Problemverhalten, z. B.:	sehr häufig	häufig	selten	nie
Gereiztes Verhalten				
Erregtheit (z. B. Ruhelosigkeit)				
Verbale Wutausbrüche				
Körperliche Aggression				
✎				
✎				
✎				
✎				
✎				
✎				
Belastende Gefühle, z. B.:	**sehr häufig**	**häufig**	**selten**	**nie**
Ärger/Wut				
Traurigkeit				
✎				
✎				
✎				
✎				
✎				
✎				

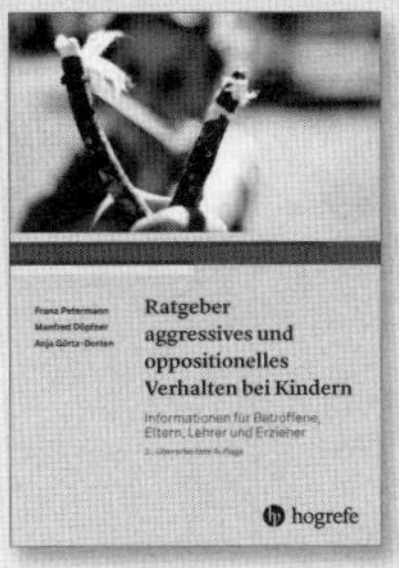

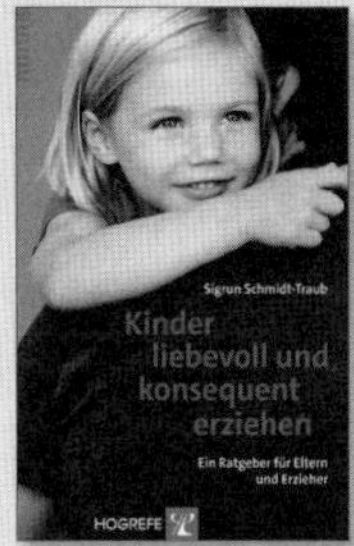

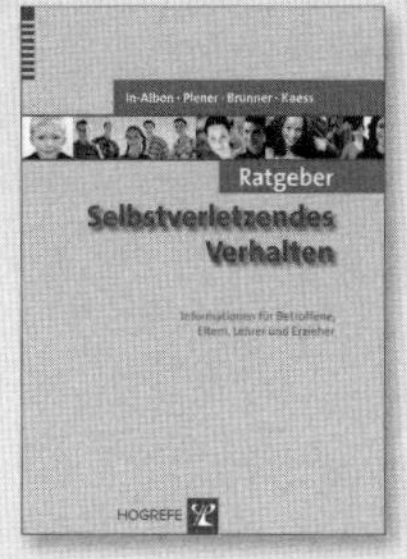

Franz Petermann / Manfred Döpfner / Anja Görtz-Dorten
Ratgeber aggressives und oppositionelles Verhalten bei Kindern
Informationen für Betroffene, Eltern, Lehrer und Erzieher

(Ratgeber zur Reihe: „Kinder- und Jugendpsychotherapie“, Band 3)
3., überarbeitete Auflage
2016, 47 Seiten,
Kleinformat,
€ 8,95 / CHF 11.90
ISBN 978-3-8017-2649-2
Auch als eBook erhältlich

Der Ratgeber informiert über aggressives Verhalten bei Kindern und gibt Hinweise, wie man in Familie, Schule oder Kindergarten mit dieser Problematik besser klarkommen kann.

Sigrun Schmidt-Traub
Kinder liebevoll und konsequent erziehen
Ein Ratgeber für Eltern und Erzieher

2015, 167 Seiten,
Kleinformat,
€ 17,95 / CHF 24.50
ISBN 978-3-8017-2663-8
Auch als eBook erhältlich

Anhand zahlreicher Beispiele stellt der Ratgeber wirkungsvolle, lernpsychologisch untermauerte Erziehungsmethoden für Kinder aller Altersgruppen vor.

Tina In-Albon / Paul L. Plener / Romuald Brunner / Michael Kaess
Ratgeber Selbstverletzendes Verhalten
Informationen für Betroffene, Eltern, Lehrer und Erzieher

(Ratgeber zur Reihe: „Kinder- und Jugendpsychotherapie“, Band 19)
2015, 51 Seiten,
Kleinformat,
€ 8,95 / CHF 13.50
ISBN 978-3-8017-2572-3
Auch als eBook erhältlich

Der Ratgeber geht auf die Ursachen und Funktionen von Selbstverletzungen ein und erläutert, was Jugendliche selbst tun können, um selbstverletzendes Verhalten wie Ritzen nicht mehr auszuführen.

www.hogrefe.com

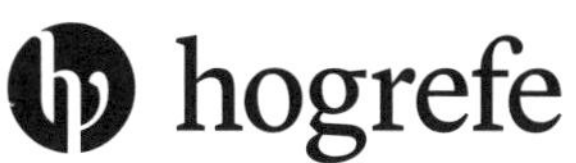

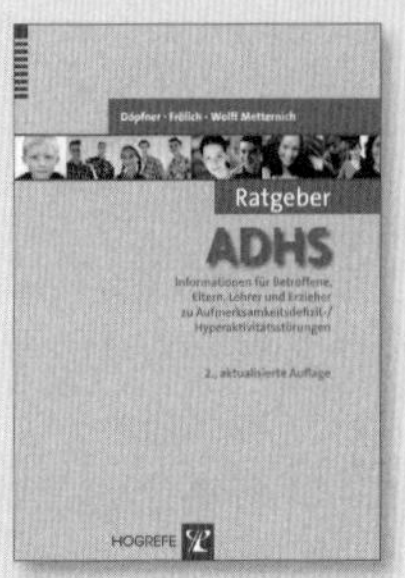

Manfred Döpfner/
Jan Frölich/
Tanja Wolff Metternich

Ratgeber ADHS

Informationen für Betroffene, Eltern, Lehrer und Erzieher zu Aufmerksamkeitsdefizit-/ Hyperaktivitätsstörungen

(Ratgeber zur Reihe: „Kinder- und Jugendpsychotherapie", Band 1)
2., aktualisierte Auflage
2007, 49 Seiten, Kleinformat,
€ 6,95/CHF 10.50
ISBN 978-3-8017-2104-6
Auch als eBook erhältlich

Der Ratgeber informiert über die Erscheinungsformen, die Ursachen, den Verlauf und die Behandlungsmöglichkeiten von ADHS.

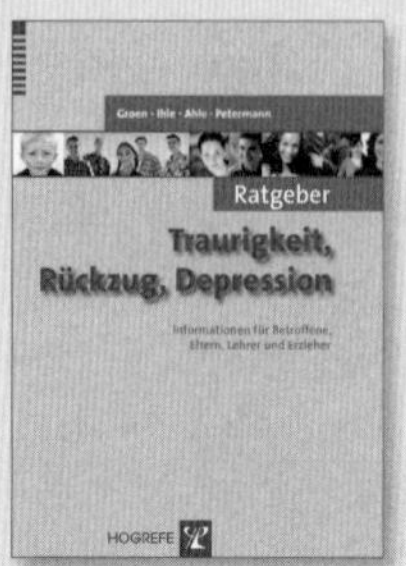

Gunter Groen/
Wolfgang Ihle/
Maria E. Ahle/
Franz Petermann

Ratgeber Traurigkeit, Rückzug, Depression

Informationen für Betroffene, Eltern, Lehrer und Erzieher

(Ratgeber zur Reihe: „Kinder- und Jugendpsychotherapie", Band 16)
2012, 61 Seiten, Kleinformat,
€ 8,95/CHF 13.50
ISBN 978-3-8017-2382-8
Auch als eBook erhältlich

Auch bei Kindern und Jugendlichen sind Symptome wie Traurigkeit, Niedergeschlagenheit und sozialer Rückzug weit verbreitet. Der Ratgeber zeigt auf, wie sich Depressionen im Kindes- und Jugendalter äußern und welche Behandlungs- und Unterstützungsmöglichkeiten es gibt.

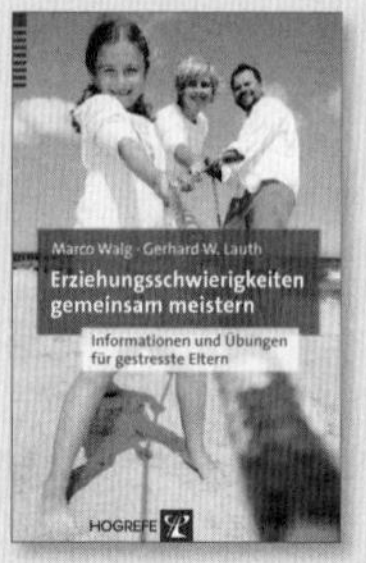

Marco Walg/
Gerhard W. Lauth

Erziehungsschwierigkeiten gemeinsam meistern

Informationen und Übungen für gestresste Eltern

2014, 157 Seiten, Kleinformat,
€ 16,95 / CHF 24.50
ISBN 978-3-8017-2621-8
Auch als eBook erhältlich

In diesem Übungsbuch zur Verbesserung der Erziehungskompetenz werden Methoden vorgestellt, die auch in schwierigen Erziehungssituationen wirksam sind, die elterliche Stressbelastung reduzieren und die Eltern-Kind-Beziehung nachhaltig verbessern.

www.hogrefe.com

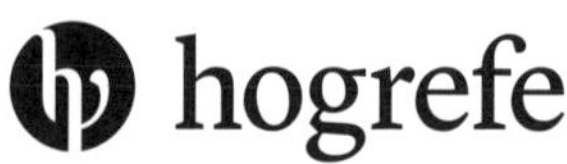